サイコパス解剖学

ANATOMY OF A PSYCHOPATH

春日武彦×平山夢明

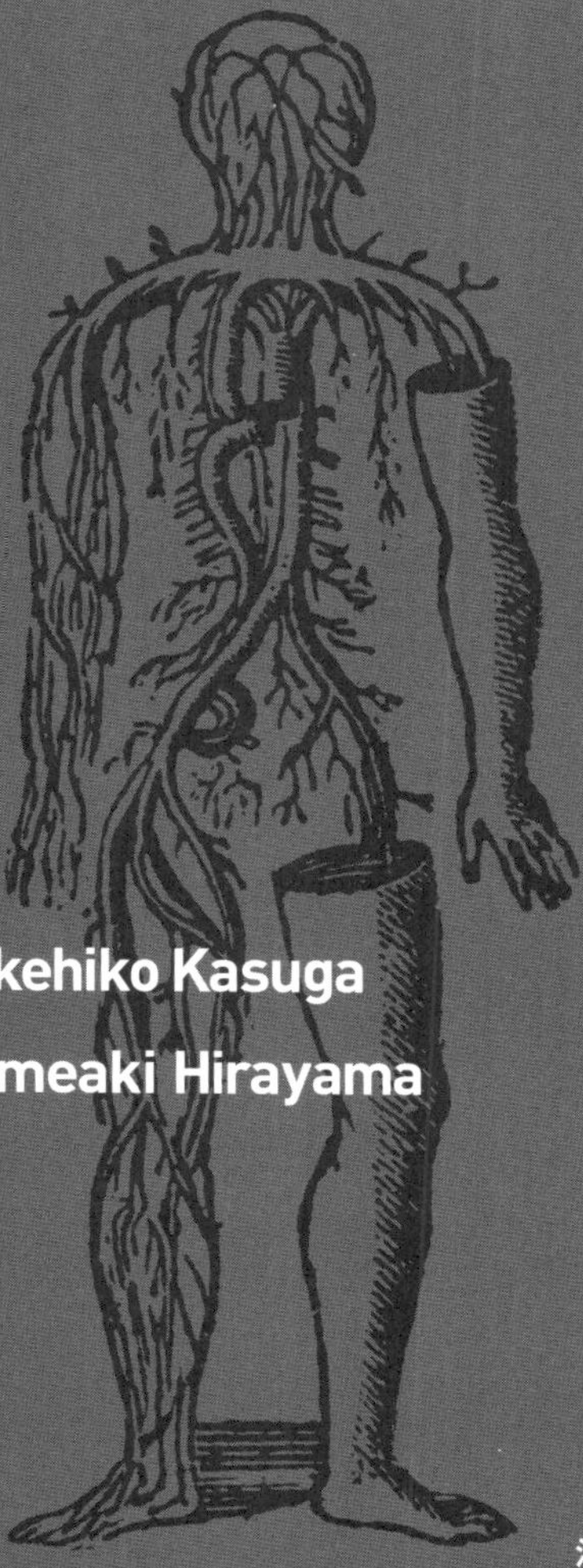

Takehiko Kasuga
Yumeaki Hirayama

洋泉社

はじめに

　サイコパスについて、さらには狂気や心の歪みについて、ホラー作家と精神科医とが縦横無尽に語り尽くしたその記録が本書である。縦横無尽と表現すれば聞こえが良いけれど、むしろ「言いたい放題」「暴言や暴論全開」に近いのかもしれない。読者諸氏も、性善説的感性と忖度しまくりの姿勢で貫かれた対談など期待してなんかいないだろう――そんなふうに勝手に想像している。わたしの書いた本に対して「たとえ病気になっても、この医者にだけは診てもらいたくない」などと偉そうにコメントしてくる人がいるが、そうした自分の硬直した道徳観を正しいと信じて疑わない方たちは、ここまで読んだ時点ですぐに本書を閉じたほうが賢明かと思う。世の中には、そのような人たちに向けて猫なで声で書かれた本のほうがむしろ大多数を占めているのだから、わざわざ本書で憮然とした表情を浮かべる必要はなかろう。

　ところで世間は天才という存在が大好きのようである。あなたが天才だと思う人の名前を挙げてくださいといったアンケートを募ると、エジソンだの、スティーブ・ジョブズだのゲーテだのシェークスピアだのを抑えて、近頃では将棋の藤井聡太四段がトップとなるらしい。わずか十五歳にしてあの驚異的強さは、なるほど退屈な日常に縛られた我々に奇跡に近いものを見せてくれるような「ときめき」をもたらす。まさに天才棋士であるにもかかわらず、顔を見ればただの中学生であり、対局の合間に食べる食事のメニューはとんでもなく下世話で、使っている財布は開閉がマジックテープ（ベルクロ）式といったあたりが親近感を覚えさせる。そんなギャップが人の世の潜在的な可能性や豊穣性を想起させて我々を心地よくしてくれる。しかも天才に対してはもはや嫉妬や悔しさの情が生まれる余地などないから、凡人には心の平和が保証される。

わたしたちは、突出したものと世俗的なものとが共存している姿に惹かれる。驚異と共感の合体は、心を活性化させるのだ。うんざりするような生活に彩りを与えてくれる。となればサイコパスにもまた、人々が関心を寄せても無理からぬことであろう。ときとしてサイコパスと天才とが重なるケースがあるし、ちまちまとした良識や気配りや自己嫌悪や「ためらい」を超越したサイコパスたちに悪の魅力を感じても当然だろう。おまけにサイコパスと直接会ったり接点を持ったことのない人は（たぶん）いないだろう。善意に支えられた団体や、正義を標榜するグループの中にだって、サイコパスが混ざっている可能性は決して低くない。コンビニでオニギリを買ったり宅配便の伝票にハンコを押したりタッチの差で電車に乗り損ねたりしながら毎日を送っている人物たちの一人としてサイコパスもまたカウントされると思うと、気味の悪さと好奇心の双方が立ち上がってくる。

現実そのものよりも、CGのほうがリアルに感じられる場合がある。鮮やかで解像度の高いCG画面が、自分にとってより馴染みやすく手応えのある存在だと思えてもそれは決して不思議なことではあるまい。曖昧さやちぐはぐな要素が排除されているゆえに、CGには秩序だった鮮明さがもたらされている。いや、その鮮明さが却ってリアルを否定しているといった逆説も成り立つわけだけれど、どうやらサイコパスにはCG的な「リアルでないからこそリアル」といった独特の存在感が付与されていないだろうか。最近になって急にサイコパスがクローズアップされてきた原因のひとつには、わたしたちにとっての「リアルさの変容」といった要素も考えてみるべきだろう。

昔からサイコパスはいたに違いない。毒々しさを放っていたに違いない。が、リアルの根幹が揺さぶられている現代においてこそ彼らの言動は際立ちはじめる。

平山さんとわたしとは、過去に二冊の対談本『「狂い」の構造』(2007)、『無力感は狂いのはじまり』(2010)を上梓している。それなりに価値を認めてくれる読者がいてくれたおかげで(不謹慎であるとの非難も多かったけれど)、いわば対談シリーズ第三弾として本書が世に出ることになった。記憶を辿ってみると、平山さんとの出会いには漫画家の吉野朔実さんが関係している。

吉野さんとは平成五年以来、毎月、一、二名の同じ編集者を加える形でささやかな飲み会を続けてきた。中断は一度もなく、二七〇回ばかり飲食と雑談を繰り返し、だが彼女の死によってその会は終了した。たまたま平山さんの『異常快楽殺人』を読んだ吉野さんが、ゲストとして彼を会に招いたのが初対面だから、平山さんとはもう二十年以上の付き合いとなる。そして平山さんと吉野さん、吉野さんとわたし、わたしと平山さんと三人それぞれの組み合わせで本を作っていたのだった。だから本書は外国の本を気取って〈吉野朔実さんに捧げる〉と扉に記したい気もするが、天国の彼女は表紙を目にした途端、相変わらず君たちは悪趣味だなあと苦笑いを浮かべるかもしれない。

あちこちに飛躍しまくる話題を丁寧に整理し構成してくれた有山千春さん、わがままな我々をなだめすかしつつ奮闘してくれた編集の小塩隆之氏に感謝するとともに、まだ本文を読みはじめてもいないであろう読者諸氏にも、先回りをしてここで謝意を述べさせていただく。どうか楽しんでください。

春日武彦

サイコパス解剖学——目次

第2章 サイコパスの芽

第3章　私たちは「不完全なサイコパス」である……097

第4章　サイコパスと事件……115

構成◉有山千春
編集協力◉治田武士
協力◉スタジオダラ

サイコパス

【psychopath】俗に、精神病質の者をいう語。

（『大辞林 第三版』三省堂）

第1章

先生、俺ってもしかしてサイコパスかい？

人間はアイデンティティを欲する生き物

春日 俺が今勤務している病院が、下町のどん詰まりにあるんですよ。もうさ、生活するために手段を選ばないような人がけっこういてさ。

平山 そりゃ、世田谷区とかと比べればそうでしょう。

春日 大違いだね。だって、生活保護受給者は、子どもがいるとその人数に比例して金がたくさんもらえるわけ。だから、金をたくさんもらうために、子どもをたくさんつくる奴がいるんだよね。

子どもが5人くらいいると、支給額が1世帯で40万円くらいになるから。

平山 ほんとかい！

春日 税金なんてかからないしね。しかも、子どもが5人もいれば、放っておいても子ども同士で世話し合って、〝子どもの王国〟になる。

そういう家庭を訪問すると、中学生の長女がいちばん下の赤ん坊を背負って出てくるの。「今、何したいの？」と聞くと、「せめて、中学の卒業式には出たい」なんて言う。でもそのとき親は、パチンコに行っていたりするの。

平山　先生はさ、そこにどんな病理が潜んでいると思います？

春日　病理ねえ。品性を放棄するのは、病理と見なされないところが厄介なわけでさ。たとえば、「〝鬱です〟と言えば、生活保護がもらえる」といった知恵を働かせてうちの病院に来ることがある。そこで「私は鬱です」と言い続けられたら、それが性格とか根性レベルの問題であっても、医者としては「ふざけんな！　帰れ！」とは言えないわけで。

平山　基本的に医療は性善説で成り立っているから。で、生活保護をもらうじゃない。治ったらもう生活保護を受給できなくなるから、意地でも治らないようにする。そのうえで、処方薬はネットで転売したりしている。

春日　ほんとかい！　いい商売ですよね。

平山　そうそう。だから今どきは、プライドを捨てたら、世の中って結構楽ちんなんだよ。前にも言ったけどさ、「案ずるより狂うが易し」ってね。

春日　ある種の生きる知恵ですよね。

平山　生活保護を受けるとしたら、客観的な数値がないから、精神にかかわる病がいちばんいいんだよね。

春日　そういう奴らが1ヶ月40万円ももらえているのに、俺がこの前30代後半の女性から聞いたのはひどい話でしたよ。「12時間も働いて休日は月4回ならいいほうで、手取りが月給15万円」だって。これってひどくないですか？

春日 よく辞めたがらないものだね。

平山 人間のなかには、何か変化を起こすよりは、「今の状態のほうがいい」という現状を選択する人も多いですよね。

春日 変化よりも現状維持ね。みんなそうだよね。口では「変えたい、変わりたい」って言うけどさ。

平山 知り合いに変な奴がいてさ。

1ヶ月前に会ったときから、「2、3ヶ月前から、もうずっと歯が痛い」と言っているの。「なら医者に行けば」と言うと、「忙しいから行かない」「近所にいい医者がないから」「行くと何度も通わなきゃいけないから厄介だ」と。

この前会ったら、「参ったよ。この前、唐揚げを食ったら歯が折れちゃった」と言うんだよ。だから、「お前、もう死ぬぞ。虫歯の毒が脳に入って、敗血症になって〝虫歯死するぞ〟」と言ったの。そしたらやっと行く気になった。なんでですかね。

春日 基本的にどんなにレベルが低くても、どんな人間であろうと、とにかくアイデンティティが欲しいの。〝虫歯痛い男アイデンティティ〟でも〝嫌われ者アイデンティティ〟でも、確立したものであれば、なんでもいいんだよ。

平山　要は、川に仕掛けた罠のようなものでもちゃんと文柱のようになっていると。たとえば、上西小百合（＊1）元議員は完全に嫌われキャラをやっているでしょう？

春日　だろうね。

平山　時代劇の悪役やプロレスラーのヒールならわかるよ。その設定のなかで演じているから、「これはそういう役の人だな」と、ロールプレイングとしてのメリットを持っている。でも上西の場合リアルだし、内外なくやっている。むしろ議員としては何にもしていないから、私生活がクソなだけじゃない。

春日　そうだよ。自分が恥知らずなことを拡散しているだけ。

平山　となると彼女はデメリットのほうが多いように思うけど、そうでもないのかしら。

春日　注目されるだけでも嬉しいんでしょう。だって〝浪速のエリカ様〟だから。注目されること自体に価値を置いている人は、無敵ですよ。

ビチガイがアメリカの大統領に選ばれた衝撃

春日 それでさ、ちょっと待って。今回の本のテーマは、〝サイコパス〟だよね？

平山 そうですね。いけないいけない。脱線したまま話し続けるところだった。

春日 平山さんと対談した、『「狂い」の構造』から10年、『無気力は狂いのはじまり』から7年経ってさ、世の中の狂いっぷりもずいぶん変わったのかなという印象があるわけ。一時は規制的な扱いを受けてた「サイコパス」という言葉も、関連本が売れてなんだか流行語みたいだしさ。平山さんとしては、そういう意味で何か変わったなみたいな実感ってある？

平山 やっぱり2017年でいえば、俺のなかで非常に大きかった出来事は、アメリカの大統領にビチガイが選ばれたこと。まさかと思ったけど、なっちゃった。なって言い始めたことが、もうサイコパスみたいなことばかり。「メキシコとの国境に壁を作る」や「イスラエルの人を入国させない」なんてことばかり言っているじゃない。ところがだんだん、そのサイコパスパワーが北朝鮮のサイコパスと呼応し始めたような気がして。

10年くらい前までは、世界的な地図上で、そういうものがあからさまになっていなかったでしょう。だからちょっと、びっくりしましたよね。

春日 そうだよね。たぶん、〝本音〟と〝サイコパワー〟がごちゃごちゃになっているあたりが、今の世の中を表しているような気がする。

平山 それはありますね。

春日 でも、俺がいる業界的には、「精神を病む」、つまり「心が故障する」という感じの機能不全が、軽症化しつつあるという側面もあるんだよ。
前にも言ったけど、昔はそれこそ狂いっぷりがわかりやすかったわけですよ。でも、今っていわゆる〝典型的な狂人〟が少なくなってきている。
それと、「精神を病んだ」ときの無意識なアピール、あるいはメッセージがあるでしょう。「私は、こんなに可哀想なんだ」「こんなに傷ついたんだ」とか。その手のメッセージが曖昧になっているような気がする。昔はあてつけに近い感じのが結構あったけど。

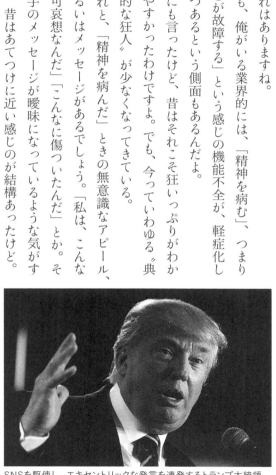

SNSを駆使し、エキセントリックな発言を連発するトランプ大統領

たとえば女房に、「お前はブスだ」と言うと、突然、顔面神経麻痺になって飯も作らなくなるとか、わかりやすかった。でも今は、「お前、何が気に食わないんだ？」と言いたくなるような、メッセージがよくわからないことが多いよね。そういう人たちが増えたというか、メッセージが曖昧化しつつあるというか。
もうひとつあって、傍から見れば精神を病んでいるんだけど、奇妙に合理的な適応の仕方をしているというパータンもある。
たとえば、「僕は鬱です」と言って、それで潰れたら「大変だね」で終わる話だけど、鬱であることによって、「やっと自分が注目される！」と、承認を喜ぶことがある。いわゆる新型鬱病的な症状を診ていると、わりと若い世代が多くて、結構いい会社に勤めている。鬱で休んでたら、事実上クビになってしまうでしょう。それでがっくりするかと思うと、意外とそうでもないんだよね。

平山 ほぉー。

春日 がっくりしてなくてさ、「俺はここで初めて自己主張したぜ」という雰囲気がある。すごく遅れてきた通過儀礼みたいな。

平山 反抗期みたいな。

春日 そうそう。「やっとここで正直な俺を出したぜ！」と。こっちは「お前は今まで何をやっていたんだよ！」と言いたくなるけどさ。

本人的には辻褄が合っているのかもしれないけど、傍から見たら「それはちょっと……」と思うような奴が増えてきているよね。

平山 だからさっきのトランプの話も、ああいう奴を選ぶという行為が、「そろそろ俺たちの本音を実現したい。選ぼうぜ！」という気持ちの表れなのもわかるけどもね。

春日 だからといって、「こいつは見送ったほうがいいのではないか」と。

平山 と、思うでしょう？

春日 そうなんです。

平山 そう思わなくなったあたりが、ね。だけど、「本音を熱弁してくれる＝正しい」という図式になってて、〝正しさ〟が違ってきているよね。

春日 あと、トランプに関して言うと、白人が徐々にマイノリティ化しているんですよ。ヒスパニック系なんかがどんどん増えてきて、白人の絶対数が減ってる。

平山 今までは「白人が強い立場にいる」ということが標榜され、担保されていたから、「俺たちがそんなことを言っちゃいけない」といった紳士協定があったけど、だんだん、「もう、そうも言っていられない状況だよね」となってきたもんね。

ホワイト・ブルーカラーの人たちを主人公にしたハリウッド映画も、最近は相当悲惨なのが多いですしね。

だからやっぱりトランプは、白人の本音をむきだしにしている印象がすごくあるよね。

春日 そうそう。でも「それは言っちゃ、お終いだよ」と。

〝100パーセントなサイコパス〟は存在しない

平山 最近思うのが、サイコパス的な偏り傾向にある人が、ツイッターやフェイスブックなんかのSNSの充実で、意外と住みやすくなってきたんじゃない？

春日 それは、絶対言える。

平山 ありますよね。昔は、「この人、変だよ」と言われたら、すぐ孤立したじゃないですか。だから、医者に行くなりして社会との適応を目指そうとしたけど、今は、引きこもっていても、発信できる。

春日 そうそう。すごくゲスなことを平気で書いて、それが全世界に発信されて繋がっちゃうのは、結構ヤバイ。

平山 だから、サイコパスと一口で言っても、〝純粋サイコパス層〟のほかに〝亜種〟のような奴らも相当いるんじゃないかと思う。

春日　でも、世間で騒がれたりしたクレーマーやモンスターペアレントがサイコパスとどのくらい重なるかというと、実はそうでもないと思う。クレーマーの類は、サイコパスからはちょっと隔ってるよね。

サイコパスという名称は、嫌な奴を意味する代名詞からシリアルキラーまで、それこそ使う人でかなりイメージが違う。

平山　なるほどね。俺らにとってのサイコパスといえば、映画『羊たちの沈黙』のハンニバル・レクター博士でしょ。やっぱり。

春日　そうそう。サイコパスってやっぱり、文学的妄想って部分がかなりあるからね。

平山　そうですよね。

春日　だから少なくとも、〝100パーセントなサイコパス〟は、まず存在しないんじゃないかな。〝80パーセントなサイコパス〟はいるかもしれないけど。

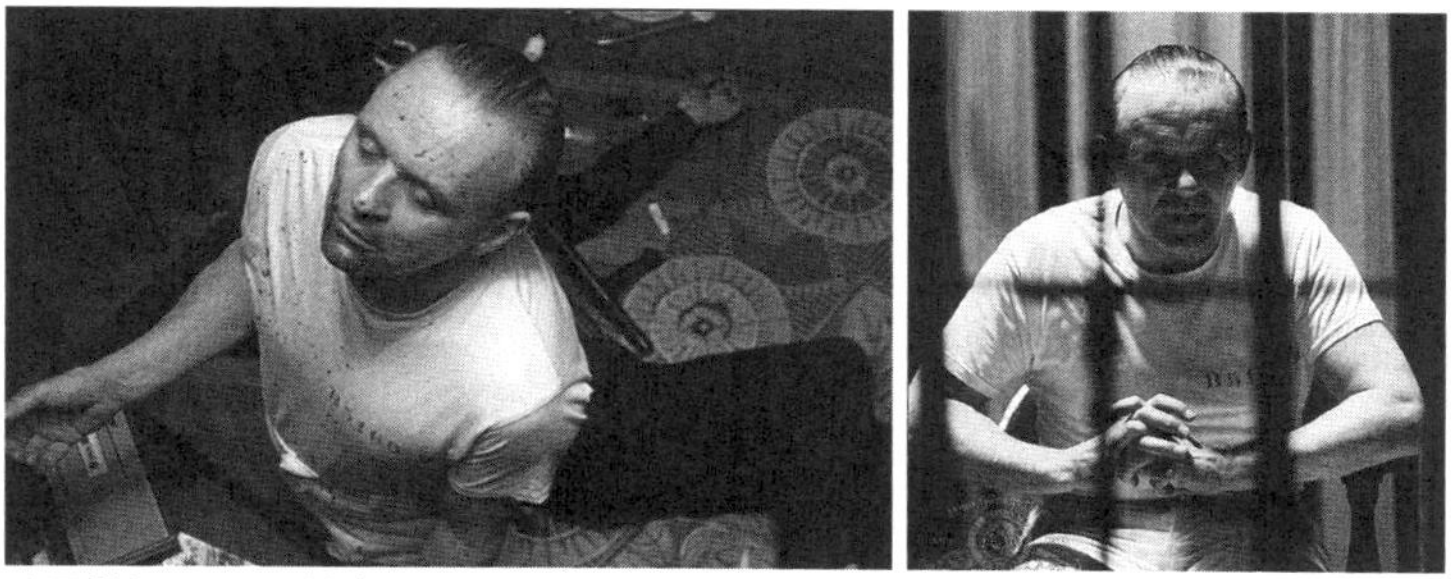

映画『羊たちの沈黙』（1990・アメリカ）でアンソニー・ホプキンスが演じる「ハンニバル・レクター博士」はサイコパスのアイコン的な存在だ

だって純粋サイコパスって、基本的にソフィスティケイトされていて、すごく博識で、けれどもとんでもないことをしやがる、という奴でしょ。

平山「大企業のトップや政治家、有名人、偉業をなした人のなかにサイコパスが多い」とよく言われるけど、どうです？

春日 ある程度はそのとおりだと思う。なにしろ平気で人を蹴落としたり、罠にかけたり破滅させる奴じゃないと務まらないじゃない。

平山 そうですよね。日本に原子爆弾を落としたアメリカの奴ら、いるじゃないですか。マッカーサーたちは「いや、今落としても、もう意味ないっすよ」「もうほとんど死んじゃっているから」なんてことを言ったらしいけど、「いや、こんなにお金をかけてきたんだから、今更中止するわけにはいかないだろう、バカ！」と言う奴がいて、原爆を落としたというんですよ。

それと、もうひとつ。東京大空襲をやったアメリカ軍の航空部隊は、それまでは海軍の下に位置づけられていたけど、「空からの爆撃は効果がすごい」ことを証明しようと、ナパーム弾を開発して大量に落とした、と。

で、東京都で10万人以上が焼けて、「どうだ、飛行機はすごいだろう」ということを言っ

春日 たというから、それはやっぱりサイコパスですよね。

平山 まあね、考えようによってはね。

春日 でも戦争は、簡単に善悪では判断しづらいですね。

平山 そう。「人の気持ちがわからない」や「心の痛みがわからない」なんて、戦争の最中にそりゃあわかりっこないいんだから。

世間の自粛ムードのなかで「ウンコ」と叫ぶ

春日 以前、「3・11東日本大震災のときに何をしていましたか」というアンケート依頼が来たんだけど、俺は「シャワーを浴びていました」と書いたのよ（笑）。頭が泡だらけなのに、今お湯が止まったら困るな、と。

平山 ダメなの？ それは。

春日 いや……それは大変だろうとは思ったけどさ。9・11アメリカ同時多発テロのときも、夜中に女房に「大変なことになっている」と、揺り起こされて、「うーん、すごいね」と言ってまた寝ちゃったんだけどね（笑）

平山 「おお！」とかならなかったんだ。

春日 全然。リアリティないし海の向こうの話だしさ。だけどそんなことで、「あんたはサイコパスだ」と言われる筋合いはないって話だよ。

平山 そうね。俺も3・11のすぐあとに、京極夏彦さんとふたりでやっていたラジオ番組でクズみたいな話をしていたんだけど、どの放送局もやっぱり追悼・自粛ムードだったんだよね。そんななかで俺たちは最初からウンコの話をして、やっぱり叱られた（笑）。そうだ、たしかその時期の『SPA!』（扶桑社）の連載コラムでも、唯一、俺だけが3・11のことに触れずに、やっぱりウンコの話を書いていた！

春日 「こいつは相当狂っている」と（笑）

平山 そう、思われていたよね。でも、みんながみんな、追悼・自粛をやっていると、俺は興味が減るのね。

春日 わかる。

平山 なんでだろう。ちょっと地震で揺れただけでも、ツイッターに「○○地方のみなさん、大丈夫でしたか？」とツイートする善意のサインポールみたいな人がいるけど、自分は東京でぬくぬくと暮らしていながら、「大丈夫でしょうか」なんて、ものすごい当事者っぷりだなって思うわけですよ。で、ひとつ前のツイートを見ると、「原宿でパンケーキ、うまー」と投稿してる。

春日 あそこまでいろいろな人が善人ぶるとは思わなかったよね。

平山 怪談界でもいろいろありましたよ。『ふるさとの怪談』でチャリティーしようぜ」という風潮が。いいことだと思うけど、個人的にグループ・ダイナミクス臭が苦手なもので。

春日 あるね。

平山 ああいうのを見ると、戦争中に「なんだ貴様、こんなときに女と歩きやがって」と、げんこつでやられた手塚治虫のエピソードがあるでしょう。それ読んだ当時は「そんなバカなことはもう起こらないよ」なんて思っていたけど、そうも言っていられないのかな。

春日 「不謹慎だ！」とかね。

平山 俺なんか、「復興支援をしませんか」と言われたら、「どうかな」と思いながらもやったり、その一方でウンコのネタを書たりするから、傍から見たらサイコパスだね。締め切りも守らないで平気でニコニコしているしさ。

春日 「あいつ、狂ってる」と思われてるよね？

平山 いや、適応できていないだけじゃない？（笑）

春日 適応って難しいですよね？　俺は動物的な本能が野放し状態なんですかね？

平山 いや、結局はそんなことを言っても、「干されないから大丈夫」と甘いことを思っているんでしょう？（笑）

平山　ないですよ、それは。俺がサイコパスに憧れるところのひとつに、たぶん奴らはきちんと、「いつまでにいくら欲しい」と言える人だと思うんですよ。

春日　なるほどね。

平山　俺はなかなか言えない。言いづらい。でも奴らは、言いづらいことをパッと言うし、常に先手を上手く取られたなという感じはある。

春日　たしかにね。他人にどう思われようと平気、みたいな強さにはちょっと憧れる。超然としているのとは違うあの存在感には、勝てないよなあ。

気の弱い奴はサイコパスになれない

平山　たとえば、数人でご飯を食べて「今日は割り勘にしよう」と言うと、奴らはいちばん最初に3000円くらい出して、「あとはみんなで割り勘にして払っておいて」と言って帰っちゃったりするんだけど、みんなは結局1万円だったというときにさ、「おいおい、ちょっと待ってくれよ、座ってよく考えてくれよ」とは言えないんだよな。

春日　たしかにね。こっちの理解が及ばないところのクリアカットさはあるよね。

平山　たとえば、食事帰りに、人と一緒に電車に乗って帰るとする。俺は途中の駅で◯◯線に乗り換えたほうが近いけど、彼はその先の新宿まで乗って行きそうな雰囲気がある。だったら俺も、10分余計に時間がかかるけど乗り換えずに一緒に乗っていよう、と。でも、そういう人はもう、全然関係ないんですよね。

春日 そうそう。半端な情報は入れないね。

平山 入れないですよね。「ああ、じゃあ」と言って新宿の手前で降りやがるの。「えー、俺も気なんか使わないで降りればよかったよ」と思う。でもこれはサイコパスじゃないよね。気持ちの差かな？

春日 まあね。それは悪意ではないしね。でも、すべてをそういう風に貫いていくと、だんだん近づいていくかもね。

平山 悪意ではないけど、そういうことってじわじわと来るんだよね、ボディーブローのように。

春日 鼻白むというかね。

平山 俺はいつもやられている感があってですね。「今日は俺、先に帰るから」と言ってみたら、「どうぞどうぞ」と受け流されて、「あいつ、〝平山は俺の親友だ〟とか言っていたじゃないか」と思ったり。

春日 本も気持ちよく貸してくれるけど、1週間ぐらい経つと、ガンガン矢の催促がきたりとか。

平山 あるある。結構、執念深く覚えている。

春日 こっちは借りたことも忘れているのに。

平山 本だから、読むのにしばらくかかるしさ。嫌いなんですかね、俺たちのことが。たとえば喫茶店で割り勘にしたとして、「100円足りないから、春日先生、貸してくれませんか？」「いいよ」と言って出すじゃない。次に会ったときに、「おい、この前の100円、どうした？」なんて言えないですよね。

春日 言えないよ、もちろん。

平山 100円って、言いづらくない？　1万円だったら「あのさあ、1万円……」と言えるけど。あれって、どのくらいの金額で言います？

春日 (笑)。少なくとも、相手から言い出すのを待つよね。

平山 俺の場合は、俺が春日先生から借りたとすると、次に同じようなシチュエーションで喫茶店に来たときに、「この間、払ってもらったから」と言いながら、全額払っちゃったりするわけ。そうなると、「なんだよ行って来いだ。俺のほうが損したよ」と、怒ったりするけど、それはそれでそんなには気にならない。

春日 そうそう。これからの付き合いを考えれば。

平山 理想は「お互いチャラになれば」を目指したいところだけど。なかなか厳しいこと言いますよ。「この間の10円なんだけどな」と言えなんてさ。

春日 たしかに、正論すぎるのも難しいよね。

平山 そのくせエレベーターに乗り込むときに、俺の足をちょっと踏んだのに謝らないんだよね。「おお、踏んだやんか、足」と言うと、むこうも「おお?」となって、ピリピリしちゃう。そういうのって伝染《うつ》るから。だけどこっちはにわか仕立てだから、弱いわけ。

春日 しかも、足を踏んだこと自体、こっちの錯覚じゃないかとか自問自答しちゃうこともある。自問自答した時点で負けだよね。完全に。

平山 だから、気の弱い奴はサイコパスになれないんじゃないですか?

春日 だろうね。やっぱりコミュニケーションを第一に考えるからね。

平山 でも必勝法はあるよ。まずぶん殴るの。普通なら、「てめえやんのか?」から始まって、言い合って徐々にエネルギーを高めていってぶん殴る、といういわば常識だか様式美があるけど、そんな常識を関係なしに対応したら、もう相手は茫然とするよ。

あ、これって平山さんに教えてもらったんだった(笑)

平山 「これはもう勝たなきゃいけない」というときは、真っ先に相手をバチンとやらないといけない。で、「なんだお前」と立ち上がった瞬間にもう2、3発叩いておけば、もう相手はフラフラするから。能書きはそのあとで言えばいいですよね。

春日 やっぱりそのコミュニケーション・ブレイクダウンが、「えっ⁉」という気持ちにはなるよね。

平山 あと、「そんな些細なことで。なんて細かい人間なんだ」と思われると困るんだけど、エレベーターに乗るとき、あとから乗る人のことを考えて開ボタンを押さないのが嫌なんだよ。気になっちゃうわけ。階数ボタンの前にいるのに、閉ボタンを押さずに、じーっとしている奴も気になるよね。神経質すぎるのかな。

春日 いや、それは考え方がいろいろあるみたいよ。

平山 そういうのあるでしょう。閉を押すことによって、「なんか私、エレベーターガールになっている⁉」みたいに。

春日 ひとつは、「開も閉も押さない。私は関係ないです」みたいなのがいて。そういう人たちは閉を押すことで「1段下がって奉仕した」感覚に陥るんじゃない？　負けている、下僕になったような気がするんじゃないの？

平山 そういう発想は、女性が横一列になって歩くのと同じだよね。あれは自分が後ろになると、「成り下がった」という意味になるからでしょう。

春日 あるある。女性は狭くても並んで歩きますよね。

春日　『Gメン75』とか『西部警察』みたいにね。だからやっぱり、違うんだよ。

平山　何が違うかというと、公式が違うような気がする。同じ答えにはなるけど、そこに至るまでの計算式が、2×3なのか、100－94なのか、と。

春日　そうだよね。プロセスがこちらの想像外。

平山　俺はたいてい負けますね。こっちに勝ちがあるときでも、腹をくくって勝ちにいかないと勝てない。俺はとにかく不意打ちに弱いですからね。

春日　しかし向こうは、勝利感なんかは関係なしにごく自然体にやっている感があって、そこが悔しいんだよね。

平山　そう考えると、それはもう、生まれながら性質的にそうしているんじゃないかと。途中で学習した感じがしない。昆虫みたいですよね。

かと思うと、優しいところもあったりする。「今、お金ないんだ」と言うと、「じゃああげるよ」と言ってきて、怖くなって「いらないよ」とは言えなくて。

春日　あるある。断ったら、こっちが変人になっちまう。

罪悪感を覚えるような奴は、サイコパスの風上にも置けない

平山 そういう人たちのパターンをいくつか見てきて思うのは、まず共通しているのが、計画的な人が多いということ。計算して、計画的で。あと、意味のない期待や希望、妄想を持たず、「ダメならダメじゃない？」と、すっぱりと言う。

春日 たしかに。機械に腕を挟まれたら、「このままだと死んでしまうから、自分で自分の腕を切り落としました」みたいな。しかも平然と。

平山 そうそう。だから人に対しても、ある程度の期待はするけど、引き際でグダグダすることはあまりないですよね。

春日 そうだよね。ある意味すがすがしい。

平山 俺らは、奴らのそういうところを羨ましく思う気持ちがあるんじゃないのかしら。「そうなれたらな」と。だって、もし俺がそんな風に人に接したら、絶対に居心地が悪くなるはずなんですよ。

たとえば、金がない奴と渋谷で飲み、俺は家までタクシーで帰る、と。一緒に乗るか聞

くと、「ああ、途中で大丈夫ですよ、途中で降ろしてください」と言うんだけど、そういうわけにはいかないじゃない。と、思いつつ、奴の家までは行くと遠回りで2、3000円高くなってしまう。でも途中で「もう本当にここでいいです。歩いて1時間くらいですから大丈夫です」と言われると、やっぱり悪い気がする。結局、「1時間も歩くのかよ」と思うと、奴の家まで回っちゃうんですよね。

春日　（笑）

平山　となると、次に奴と飲むのが億劫になってくるんですよ。

春日　罪悪感を覚えるような人は、サイコパスの風上にも置けないですよ。平山さんはダメだね、サイコパスじゃないね。

平山　そうか、ダメなのか。じゃあどうすればいいんですか？

春日　それはもう諦めるしかないよ。罪悪感や自己嫌悪を覚える人は、サイコパスの資格なし、と。

平山　つい思っちゃうんですよね。そうすると付き合いが短くなりますよね。かといって、タクシー問題を避けるために「明け方まで飲もうか」となっても、俺も体力とか気力が持たないし。

春日　（笑）

平山　タクシーで寄り道せず帰れば2500円で済むのに、なぜ4時まで飲まないといけないんだ、と。この場合、どうすればいいんですか？
春日　成熟した成人男性だったら、「いや、そこは仕方がないだろう。それぞれの人生だよ」と加山雄三的になるのかな。
そう言えればいいけどね。腹に響くような声で、そんなふうに言い放てる奴もいるんだろうけど。
平山　春日先生の場合はどうですか？
春日　俺もうじうじするほうだよ。
平山　考えちゃいますよね。春日先生みたいに心のプロフェッショナルでさえそうなら、俺なんかうじうじして当然だね。
でも、うじうじしない奴もいるじゃない。「昔、毎日毎日、4時間働かされていた。それに比べれば1時間なんて屁でもない」という、星飛雄馬的な心なのかしら。
春日　それはないでしょう。
平山　じゃあ、こちらが忖度しすぎるのかな、流行り言葉で言うと。
春日　たぶんね。
平山　そんなことばっかり思っているとやっぱり面白くないし、最近は奴と飲むとき、物語を作ることにしたの。「奴は、途中下車して歩くこの道を通ると、好きな女の裸が見られる」とか、そう思うわけ。

春日 (笑)。勝手なストーリーを。

平山 そうそう。だから、「奴は言わないけど、実は密かな楽しみがあるんだ」と思うようになったら、だいぶ楽になった。

春日 (笑)。なまじっか、ちゃんと送っちゃうと迷惑だと。

平山 そうそう。かえって迷惑。「あの道に好きなお姉ちゃんがいるから、飲んだあとでもちゃんと歩いて帰れるんだ」と思うと、ちょっと治る。頭の中でそういう劇を作りましたよ。

春日 たしかに、そういうパターンにすれば楽にはなるよね。妄想の効用に近い話だな。

平山 もしかしたら、すごいことをするサイコパスも、「この行動は正しいのだ」という持論を持っているんでしょうね。

春日 そう思う。いったい何の根拠があるのかは知らないけど。しかし「サイコパスは外科医に多い」と言うけど、たしかに外科医には、わけがわからない自信を持っている奴が多かった。

平山 お医者でしょう、それも外科医。いますよね。出版社やＩＴ企業の社長とかにも自信満々な奴はいっぱいいます。ＩＴやっている奴は満々系多いよ。理由はわからないけど。

春日 動く金が半端じゃないからね。

平山 そのなかに、オヤジ転がしも多い。俺がたまたま知り合ったＩＴ関係だけに限った話だけど。要は、普通は会長や社長とかのお偉いさんを相手にすると「ハイ、ハイ」となるでしょう。大多数がそういう接し方のなかで、ひとりだけが違うと、会長を始めとするオヤジ連中からすると、「今どきの若者とは違って、こいつはおどおどしていない。おもねるところがないな」とか、「すごく自信があるに違いない」と、買いかぶっちゃって。そういう体験が下地にあって、俺にも同じようにくるから自信満々に見えるんですよね。でもその一方で、食い方が異様に汚くて、「豚のようだな」と思う奴はいるけど。

春日 食い方が汚いくせに、握手を求めてきたりね。

平山 そうそう。異様に腹が出てたりとか。

春日 そういうものはあるよね、不思議なもので。妙なバランスの悪さが垣間見えるんだな。

平山 でも、やりたいことは、どんどんどしどしやっていくし、ウェットな後悔をしないですよね。

情報として「失敗だった」というのはあるだろうけど、それが、イコール後悔にはならない。

サイコパスって、自殺するのかしら。

春日 することがあると思うけど、それは「これはもうしょうがないから」という単なる判断だよ。「捕まるよりは、死んだほうがどうもマシなのでは」と思ったら、平気で死ぬ、と。

平山 〝情〟じゃないのね。自殺で思い出したけど、この前、落語を聞きに行くために電車に乗ろうと駅に行ったんです。

春日 はいはい。

平山 ホームで待ってたら、横に座ってた30歳くらいの男が、ギュッ！　と線路に出て行って、バーッと轢かれて。もう危なくて頭きちゃってさ。ゲン悪いから、電車に乗らずに帰って家で仕事しちゃった。

サイコパスにおけるカースト制度

春日 (笑)。平山さんは本当に人身事故によく遭遇するね。血まみれのやつに。

平山 でも、今までで3回くらいかな。

その男、結構な勢いで走っていったから、前に立ってなくてよかったと思ったよ。巻き込まれたら、たまったもんじゃないですよ！

春日 しかし、そういう運命的なものってなんなんだろうね（笑）

平山 気が弱いからかな（笑）

春日 何が呼び込むんだろう。

平山 たぶん、「そういうものが見たい」という意識が俺にはあるんですよね。嫌だけど。

春日 前もふたりで喫茶店で打ち合わせをしていたら、少し離れた場所から「ガチャン！」と音がしたんだよね。そしたら平山さん、目をきらきら輝かさせ、腰を浮かせて（笑）

平山 そういうのはサイコパスなのかしら？ そうなるとほかのことに手がつかなくなっちゃう。どんどん見に行っちゃう。「キャー！」「グシャン！」という音がすると、いてもたってもいられなくなる。あれはなんなんでしょう。

春日 （笑）

平山 春日先生はその辺はもう慣れたものでしょう？

春日 わりと平気ではあるけどね。だけどたとえば、人が轢き殺されたところを、写真に撮ったりはしないよね。

平山 しない。それはないです。

春日 でも撮る人、いるでしょ。そこが俺にはわからない。

平山 さっきの人身事故のときも撮ってた奴がいましたよ。

春日 でしょう。そっちのほうがはるかに非人間度が高いと思うな。

平山 そうそう、池袋のサンシャイン60は吹き抜けがあるんだけど、そこで飛び降りがあってさ。知り合いの女の子が現場に居合わせたんですよ。上から下に落ちちゃって、遺体にブルーシートがかけられていた、と。

で、2回目のデート中だったその子の彼氏が、ブルーシートをめくって写真を撮ったんだって。それで別れちゃったって。

春日 それは別れるだろうね。まっとうな精神の持ち主だったら、別れるよ。

平山 写真を撮った理由は「記念だから。あとで見るために」だって。

春日 人に見せたりね。得意げな顔で。

平山 「こんなふうになっていたんだぜ」とか言ってね。

春日 なんだか、一線を越えていますよね。

平山 そうだと思う。プロレス技をかけていて、子どもの腕を折っちゃうのと同義。

春日 そうそう。

平山 そういう奴は、「他者を道具や物のように見ることができる」という、認知の変化が生じているんじゃないかと思うんですよ。

春日 そうだね。他人を便利な道具、あるいは使えない道具として見ている。

平山 道具として、「ああ、壊れちゃった」と。その壊れた様を撮っても、壊れた道具を相手に「可哀想」とは思わないしね。

春日 サイコパスのなかにカーストがあるとしたら、写真を撮る奴は、最下層のサイコパスを代表をしているように思うな。

平山 下世話に見えちゃいますよね。

カメラの機能もスマホの画質もどんどん良くなって、誰でも写真が撮れる時代で、でも仏さんがいたら、普通はそこにはレンズは向けないじゃないですか。

春日 やっぱり崩れてきている思うんですよね。だって、レストランでメシの写真を撮るのだって、俺はどうかと思うよ。

平山 俺もそう思いますよ。美味しいなら美味しいですぐに食えばいいのに、まず写真を撮って。手をつけると「形が崩れちゃう！」とか怒るし。

だって、お前の糞の元を人に晒してどうするんだよ！　と。

春日 あれはわからないね。所有欲の変形かな。

平山 撮る人たちに撮る理由を聞くと、「これは記録だ」と言うわけ。なんの記録かなと思うけどさ。

でも、それがあるお陰で、ジョージ・オーウェルの小説『1984年』のように、すっかりビッグ・ブラザーな管理社会の世の中になったよね。

自分が発信したり、ネットで見たりする情報がどんどんビッグデータに蓄積されてさ。完全な管理社会だもんね。便利な世の中にはなったけど、みんな呑気なもんだよね。

春日 たしかに。びっくりするほど脇が甘いんだよね。

平山 あと不思議だなと思うのが、人間の〝怒りの欲求要素〟って、「裏切られた」「罵声を浴びせられた」「不当な評価を受けた」などといろいろあるけど、最近は「SNSで〝イイね〟をされなかった」というのが怒りになったりするんでしょう。

あとLINEで「〝既読〟になってるのに返事をしてくれない」とか。〝既読スルー〟だっけ？　〝怒りの種〟〝不愉快・不快の種〟が、形を変えてどんどん出てきているよね。

「LINEで、あいつは既読なのに返事をしない」とか、別にいいじゃんかそんなもの、と思うけど、ダメなんでしょう？　既読したら返事はしないといけない、と。

春日 しないとやっぱり、宣戦布告みたいなものになるみたいだよ。

平山 とんでもない、恐ろしい時代になったよ！

春日 メールでやり取りが成立しなくなったら、「これで終わりにしていいや」と思うけど、そ

れで恨む奴がいるでしょう（笑）

平山 びっくりするのが、メールで「よろしくお願いします。了解しました」と終わらせたつもりでいるじゃないですか。すると、そのあとに、絵文字を送ってくる奴がいる（笑）

春日（笑）

平山 だから、こっちも返す。

春日（笑）

平山 そしたら「どうも、どうも」と来て、延々終わらない。メール切りの悪い奴といったらないですよね。

春日 それはあるね。ぺこぺこ挨拶をしながらお互いに後退《あとずさ》っていく感じで。

平山 俺の知り合いの会社の社長がそうなんですよ。面白いから延々と続けてみたことがあったんですよ。毎回、本題が終わってから30通ぐらい続くの。すごいですよね。「それでは」「どうも」「いやいや」「恐縮です」と。

春日（笑）

平山 その社長の彼はやっぱり、非常に執着心が強い人でもあり、仲間だと思っているうちは非常に親分肌なんだけど、一旦「こいつは俺の国の外に出て難民になった」と思うと、態度が極端に厳しくなる人なんですよ。

春日 攻撃してくる。

平山 そう。国の中にいるときは、「俺らの仲だから」と、契約もゆるやかにしていたのに、国の外に出ると、「こういうことに決まったので、よろしく」と、淡々ときて、結局こちらに払われるはずの銭を払わないで終わっちゃう、と。

春日 彼からしたら、平山さんは裏切り者扱いだよね。敵か味方か、きちんと分けている人なんだろうな。

平山 きっとそうですよね。そうなったらもう、その人の中では、俺は〝ない〟んでしょうね。

春日 それでこちらが「心を入れ替えます」と土下座したら、またダメだよね。

平山 俺が土下座をしたら、奴は「こいつ、嘘をつきにきたんじゃないか？」と思うんじゃないかしら。

人を支配して思いどおりにコントロールすることの享楽

平山 そういう性質って、生育過程が影響しているような気がする。

春日 いわゆる、〝根拠のない自信〟みたいなものを持っているかどうか、という話だからね。

平山 サイコパスの親もサイコパスなのかな。あまりなさそうですけど。

春日 それは結構、さまざまだよ。突然変異的な存在に思えるいっぽう、親がサイコパスなら、じゃあ子どもをちゃんと育てられるのか？　という疑問も浮かぶ。

平山 政治家で多重生活をやっているすごい人（＊2）がいたじゃないですか。彼は結婚して子どももいるのに愛人とハワイで結婚式を挙げて。

春日 いたねえ。

平山 愛人とハワイで挙式の写真を撮って、結婚証明書にもサインをして。バレたら坊主にしただけ。あそこまでいくと与太郎だなと思うけどさ。あれどうなんですかね。

春日 秘密を持つということが、「秘密を持つ＝なんとなく正直じゃない」ってことですごく負担に思う人と、「秘密を持つ－俺のほうが上に立っている」と、むしろ嬉しく思う人の、ふたつのタイプがあるような気がする。政治家は秘密を持つのが好きな人たちでしょう。

平山 きっとそうなんでしょうね。

春日 実際、上に立っているわけで、善人めいたことを言いつつ平気で人を弄ぶ。この二重性が、強烈に気持ちいいんだと思うな。

「人を弄ぶという」のは、完全に他人をコントロールできたときに、あらゆる欲望がほぼ満足する、ということだと思うんだけど、だから強欲のなかでも、人をコントロールしたがる奴は相当ディープだよね。

平山　俺が不思議に思うのは、たとえば昔は、「既得権益を守るような奴はクソくらえ」や「与党と現有勢力にレジストするぞ」と学生運動を頑張っている奴だったのに、うっかり自分の会社を作ったら、今度は若い奴を奴隷のように、ブラック企業ばりに働かせて平気な面をしている、という図式があることについて。

こういう奴も完全にサイコパスだなと思います。

春日　そうだよね。「それとこれとは別」と、平気で切り替えができるところがね。

平山　「若者の夢を！　ドリームを！」というのを担保にして無茶苦茶働かせるような。芸能事務所とかにも、そういうやりがい搾取の構図があるじゃないですか。

春日　そうだよね。

平山　あれをやっている奴はだいぶおかしいなと思いますよ。

春日　そういうことを考えていても、それを実行に移すとなると話は別だからね。

平山　「恋愛禁止」とか、いろいろあるじゃないですか。

春日　そうそう。しかしやっぱり、人を支配して、思いどおりにコントロールするのは、相当楽しいみたいだよ。

平山 そういえば、精神科ではサイコパスのはっきりした定義はあるんですか？

春日 ないんです。

平山 じゃあ医学的には、サイコパスはどういう言葉に置き換わるんですか？

春日 「反社会性パーソナリティ障害」になるんだけど、いろいろ見ていると、「境界性パーソナリティ障害」がかなり重なるんです。境界性と反社会性が全部重なる場合もある。だけど境界性だと、レクター博士的な強さからはちょっとずれてくる。境界性は、ものすごい不安や不安定さを内包しているから、レクター博士の真逆だよね。だからそういう意味でも、サイコパスは文学的フィクション、「普通の人たち」による妄想の産物という気がするけどね。

酒鬼薔薇聖斗は〝バグ〟

平山 1997年に起きた、神戸連続児童殺傷事件の犯人の酒鬼薔薇聖斗はどうかな。出所後に元少年Aとして手記『絶歌』（太田出版）を出したけど。医療少年院では更生プログラムをいろいろとやったと思うんですけど。

春日 そうだね。たしかにいろいろやったみたい。

平山 でもそれが、ほとんどなんの意味もなかったと思ってしまう。彼の場合、春日先生から見るとどういうカテゴリーなんですか？

春日 これは単に、「反省のない人」と思う。

平山 それはわかりやすい（笑）

春日 でも、彼の家族も微妙に変だったりしたじゃない。その〝微妙な変さ〟が、どこまで関与しているかはよくわからないけどね。

正直なところ、ときどき出る〝バグ〟みたいなものなのかな。

平山 〝バグ〟というのはしっくりきますね。でもさ、結局は、ああいう奴が出現してしまうのは、運が悪かったと思うしかないということですか？

春日 そうだね。酒鬼薔薇がやったとされるいろいろな残虐行為があるじゃない。普通の人が到底思いつかないようなさ。でもそういうことを〝楽しい〟と思う奴は、なるほどたしかにいるんだよね。

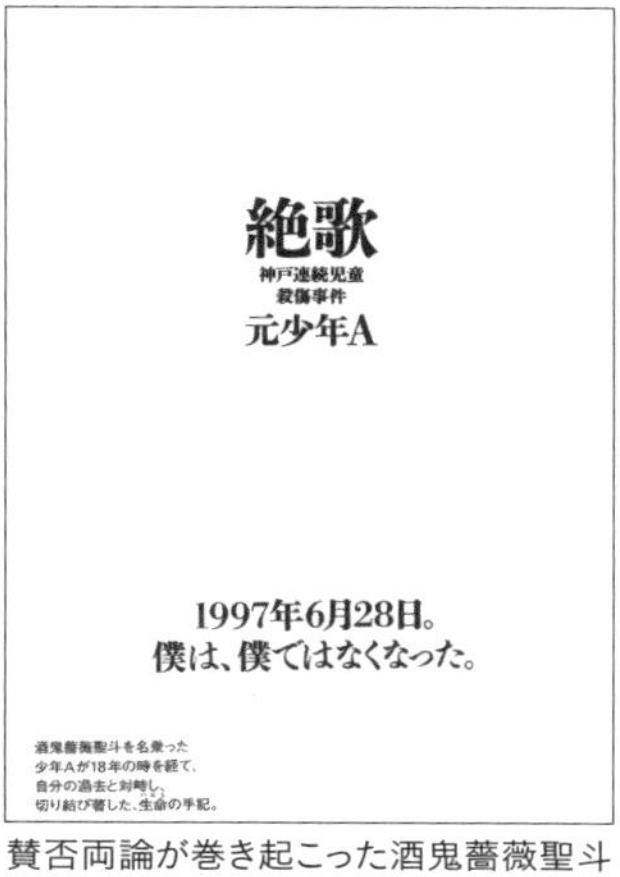

絶歌
神戸連続児童
殺傷事件
元少年A
1997年6月28日。
僕は、僕ではなくなった。
酒鬼薔薇聖斗を名乗った
少年Aが18年の時を経て、
自分の過去と対峙し、
切り結び著した、生命の手記。

賛否両論が巻き起こった酒鬼薔薇聖斗の手記『絶歌』（太田出版）

平山　「そういう奴がいるんだ」と思うしかない。

春日　そうそう。

平山　俺はもっと簡単に解釈しているんですよ。酒鬼薔薇がやった行為は、はっきりいって中学生くらいによくある、いろいろなことがわからないいような時期に、妄想が突出してしまったことで、ああいう事件に発展してしまった、と。それを今になって考えると、とうてい反省どころでは済まされないことじゃない。

春日　人間は、反省できないような大きなことをしてしまった場合、反省することを脳がやめてしまうんじゃないかしらと思うんだよ。で、手記を出すような行動に出てしまうのかな、と。そんなことではないですか？

平山　そこまでは理屈っぽくはないと思う。それって、やはり「善」がベースにあるということだもの。

春日　なるほどね。

平山　平山さんが言うのは、ある種の適応の仕方だよね。

春日　だと思います。彼が本当に反省したなら、たぶん死ぬんじゃないかと思うんですよ。

平山　そうだよね。

平山　だって、罪もない少年と少女をあんな目に遭わせて、重傷を負ったひとりの子はいまだに体の痛みと戦っている。家族もまともな暮らしをできないし。そういうことを考えて「もう俺は生きてられないよ」となれば、「反省したんだなあ、あいつ」と思うかもしれないけど。
もしかしたら自分の生理的な生命維持装置が働いて、「あの事件のことを具体的に考えると俺、死んじゃうよ」と脳内から来るから、あえて、茫洋とした形になったのかな、と。その一方で、承認欲求のようなものだけが膨らんできて、「俺はなんで、こんなにこそこそと生活するような立場にいるんだ」という不満が溜まるばかりで、手記みたいなものを出しちゃったのかなと思うけど。
それか、彼も昆虫みたいな奴で、「あのときはあれで。あのときはあれで」「今の俺は、二度も三度も脱皮した俺であって」と、サソリみたいなんじゃないか、と。

春日　（笑）。たしかに、平気で知らんぷりできる人っているよね。

平山　いる。子どもが、遮断機が降りている踏切のそばでフラフラしている状況とか、ホームに電車が入って来ているのに黄色い線の外側でフラフラ遊んでいる状況とか、絶対に声をかけなきゃいけない状況でそうしないのはおかしいですよね。
なぜしないのかというと、「その後が見たい」「どうなるか知りたい」とかだと、かなりおかしいと思う。

春日 好奇心がどこまでいくか、という話になるけどね。

平山 科学者的な好奇心というか、科学者じゃないでしょうけど。

春日 人間とサルとを交尾させると、どうなるか、とか。

平山 そうそう。科学者が、もし核爆弾を超えるような確実性100パーセントの物を思いついたら、「いや、これはさすがに……」と止めるものですかね？

春日 いや、止めないと思う。

平山 作っちゃうのかしら、やっぱり。

春日 作るかどうかは別だけど、とりあえず理論は発表するね。俺なら発表するよ。

平山 「これはダメだ。葬らなくては」とは思わないですか？

春日 「いや、そこは理論を聞いた君たちの良心にかかっている」と。

平山 外科医で言うところの、すぐに余計なところも「切りたい」と言い出す、〝切りたいという願望〟と同じなのかしら。

春日 「とっとと勝負をつけたい」という感じなんだよね。

ちなみにうちの親父は元々外科医で、両親の馴れ初めは、母親が親父の勤めていた銀座の病院に盲腸で運び込まれたことなんだよね。

まず裸を診て、次に腹の中を診ていじくりまわし、それから結婚しているの。

平山 かっこいい！（笑）。親も知らない隅々まで知っているんだ。「俺は知っているぞ」とね。外科医ならではの結婚ですね。

春日 そうそう。外科医＝サイコパス説に与したくなるよね。

平山 全部チェックするなんてすごい（笑）

血が通っていない人たち

平山 サイコパスの人は、成功者や、常人では到達できない域に入る天才性を持つ可能性のある人もいるじゃないですか。

この前、ＩＴ系の奴らと話しているときに、誰かが「ＩＴ系なら〇〇さんに会ったことあるよ」と言うと、「え!?　〇〇さんに？　すごい！」と盛り上がって。

俺はまったく名前も聞いたことがない人だったんだけど。どんな人なのか聞くと、「世界じゅうのインターネットで、日本語表示できるような基礎のプログラムを作った人」なんだって。その人がそれを蒔いたおかげで、世界じゅうのインターネットで日本語を表示できるようになった、と。しかもそれを、無料で作ったと。それはものすごい大変な作業らしいんです。

じゃあものすごく立派な人なのかといえば、全然そんなことなかったんですって。喋らないし、ちゃんとした挨拶もしない。「なんだこのエテ公みたいなのは」という感じでね。で、ついついその人に訊ねたそうなんです。

「世のプログラマーのなかには、相当優秀な人がいるんでしょう？　世界1位とか2位の人は、軍事機密の開発などに関わっているんですか？」と。

すると、「関わっていない」と言う。ならば何をしているのかと聞くと、「みんなほとんど、犯罪をやっています」と言うの。「だって、そのほうがお金になるから」って。

春日 まぁ、そうだろうね。

平山 たとえば、アフリカの小さな国の銀行に行く、と。銀行口座に貯金すると0・1パーセントとかの利子がつくけど、ひとり分の貯金だけでは、積もり積もっても円にも達さないレベルですよね。

でもそれが、何百万人単位となれば、何千万円になる。で、何百万人の利子分をヘルシンキの銀行に移して、スイス銀行経由で日本で引き出すことができるようにするプログラムを作れるんだ、と。

毎月の利子分を引かれても誰も気づかないじゃない？　だから、誰もわからず傷つかないうちに、かっぱいでいっちゃうんだ、と。そんな話を聞きました。

春日 なんとなくカッコイイね。映画みたいで。

平山 本当かなとも思うけどね。

春日 自慢しないところが、なんかいいじゃない。ストイックというのとは違うけど。

平山 「そういう話を見たり聞いたりしていると、まともに暮らすのが嫌になりますよ」って彼は言ってた。だからこの人はちゃんと返事もしなくなっちゃったという話なんですけど。才能とサイコパスって、時にリンクしているような気がする。

春日 そういう人にとって〝幸せ〟とはなんだろうね。

平山 彼らはサイコパスとは違うのかしら。

春日 サイコパスは他人を傷つけてこそじゃない？

平山 そうか。たしかにサイコパスは、成功者になろうとするような気がする。群れのなかから出ようとするというか。

春日 そのときに周りを死屍累々にしないと気が済まない。

平山 何万人規模にどんどん勝っていき、映画『ラストエンペラー』のオープニングのようなことをやりたいんじゃないですか？

春日 人を操りたい。

平山 ああ、なるほど。やっぱり操りたい願望が強いですよね。

春日 うん、強い。

平山 さっきのＩＴ系の人たちに、プログラムに興味を持ったきっかけを聞いたんだけど、ひとりはファミコンだと言っていました。

たとえば、最初に『マリオ』をやって負けて、「つまらない」と思うじゃない。そこで彼が買ったのが、アメリカの技術者たちが、バグが出たときに家でも作業をできるように開発した、データを吸い出す「タコ吸い装置」。

春日 なるほど。

平山 当時30ドルくらいで買ったそうです。

それを自分のファミコンに差し込みデータを吸い出し、お父さんのパソコンに落とすと、『マリオ』のプログラムがバーッと出たそうなんです。

最初は見てもわからなかったけど、見慣れていくと、変数を入れる箇所があることに気づいた、と。そこを「１００」に打ち直すと、マリオが「１００体」に増えたりしてさ。

だから、「時計の分解をする子どもと一緒です」と。「今の子はどうするんですかね」と聞くと、「今の子は無理です。そういうことをさせないように、今のプレイステーションは、データが本体の中ではなくクラウドの中にあるから」と。

春日　さすがにクラウドの中には入れないよね。

平山　だからこっちはもう完全にいじれないんだって。ソニーのデータベースに不正アクセスするしかない。

小さいころからそんなことをくちゅくちゅやっているうちに、おかしなことになるのかしら。そういうサイコパスっぽい人ってどうです？

先生の言葉で一言でサイコパスを説明すると、どんな感じですか？

春日　「血が通っていない」

平山　（笑）。わかりやすいね。

春日　冷血動物的な、むしろ甲殻類みたいな感じ。

平山　ロボットっぽいということですか。

春日　そうだね。最終的に、「あなたは何が楽しいの？」と言いたくなる。

人生、それで面白いのかね、と。

平山　すべて〝結果〟を重視するのかしら。

たとえば、「人を殺して食べたい」という結果に辿り着くために、手段をあれこれ考えず、ふっと駅で殺す、とか。

春日　たぶん躊躇はしないんでしょう。「なんでそんなひどいことをしたのか」と聞くと、「それがいちばん簡単だったから」と言いそう。

平山 そんな感じがしますよね。

先生は最近会ったなかで、「こいつ、サイコパスだな」と思った人はいます？

春日 本当にレベルの低いほうのサイコパスばかり。被害者や犠牲者の写真を撮りたがるような類の奴らばかりだよ。

平山 下級サイコパスがすごく増えているということですか？

春日 そうだよね。たとえば、ものすごく承認欲求の強い奴がいるじゃない。しかも手段を選ばない。

平山 ものすごく低い〝くれくれ君〟、いましたよね。

お巡りの前で白いパケを落として逃げる、You Tuber（ユーチューバー）いたよね（＊3）。頭は良くはないよね。反社会的で、「それさえできればいい」「それでイイネが増えればいい」というところがあるじゃないですか。

結局、「スマホのせい」という部分は大きいのかな。今までは、放送局や新聞、官公庁にしかできなかったことを、個人が簡単にマスに向かって一気に発信できるんだから。〝きちがいに刃物〟的な状態が出始めた。

春日 コツコツではなく一気にできるのは、ものすごい魅力だろうね。

平山 動画サイトに、自分が自殺するところを撮ってアップした奴もいましたよね。ベランダの物干しから紐を垂らして首をくくって、顔には黒いビニールのゴミ袋を被って。死んだ後も放送されていた。あれはわけがわからない。そのあとの効果まで期待しているなんて。

春日 世の中に対するあてつけみたいなものを表しているのかな。

平山 なるほどね。恨み、つらみを。

春日 「目にもの見せてやる」と。

平山 なるほどね。顔にビニール袋なんか被っちゃって、いかに苦しい顔をしているところを見せないというのも、なんだかな。

【注】

＊1＝上西小百合。元衆議院議員。2015年3月、衆議院本会議を欠席したことに関して、週刊誌が自民党赤枝恒雄衆議院議員とともに居酒屋やショーパブに行ったことや男性秘書と不倫旅行に出かけたなど報じたことで騒動に発展。上西氏自身は報道を否定するも、所属していた維新の党の橋本徹最高顧問（当時）からは議員辞職を勧告される。だが、上西氏はこれを拒否し、除名された。以後無所属で活動し、フォト自叙伝などを刊行。さらには、2017年7

月、埼玉スタジアム２００２で行なわれた「浦和レッズ対ドルトムント」の国際親善試合で２－３で負けた浦和レッズをTwitter上でこき下ろし、浦和サポーターやサッカーファンなどから批判が殺到し、果ては殺害予告が届く事態となった。２０１７年９月には記者会見で、同年10月の第48回衆議院議員総選挙に出馬しないことを表明した。

＊２＝２０１７年４月、週刊誌が第３次安倍第２次改造内閣で経済産業大臣政務官に就任した中川俊直衆議院議員に関する不倫・重婚スキャンダル、さらには警察にストーカー登録されたことなどを報じた。中川氏は高校時代の後輩女性と１９９５年に結婚し、２男１女に恵まれるも、別の女性と２０１３年９月にハワイで挙式を挙げたとされる。また２０１６年の初めから前川恵衆議院議員と交際をスタートさせたが、10月に破局し、11月に元愛人と再び交際を開始するも翌月破局。中川氏は元愛人の自宅や携帯に何度も電話し、メールも送りつけてきたが、元愛人が無視すると、自宅にやってきて玄関のドアなどを乱暴にたたいたり、玄関の前で号泣しながら土下座までしたという。元愛人は警察に相談すると、警察の勧めで中川氏を「ストーカー登録」したという（重婚とストーカー登録について中川氏は否定）。この記事を受けて、中川氏は経済産業大臣政務官を辞任し、自民党からも離党し、無所属として議員活動を継続した。当初、２０１７年10月の第48回衆議院議員総選挙へ出馬する意向を表明していたが、出馬を断念

した。

＊3＝2017年8月30日、「覚醒剤　いたずらドッキリ」と題する動画が男性によってYoutubeに投稿された。男性は、警察官の前で覚醒剤のような白い粉の袋をわざと落とし、覚醒剤と勘違いした警察官はパトカーなどを出動させて追跡。この騒ぎを起こしたとして男性（31歳）と動画撮影者の妻（28歳）が偽計業務妨害の疑いで逮捕された。

第2章

サイコパスの芽

政治家はサイコパスが多い

平山 下級サイコパスの見分けってつきますか？

春日 そういう人って、倫理道徳のない人たちばっかりだから。そういう部分で見分けがつくんじゃないかな。

平山 礼儀を知らない失礼な奴は？

春日 そうなると、単に育ちが悪い奴とわからなくなりそう。

平山 そうですね。でもやっぱり、単なる自己中とサイコパスは、違いますよね？自己中は、人をコントロールする時間なりの、規模が小さいと思う。サイコパスは、「人間を自分の好きなように動かしたい」という、生殺与奪権を握っているところに快感を見出すじゃないですか。単なる自己中やショートヒューズの奴は、著しく短い時間に、小さな場を支配したいだけなんじゃないかしら。

春日 とにかくその場だけで拍手喝采ならＯＫ、みたいな。

平山 そうそう。本当に世の中に対して影響力を持つような奴は、人数は何万人、時間は一生、そういった長いタームでやると思う。

春日 貪欲さが違うね。しかも、スパンは生涯。

平山 だから政治家がサイコパスの場合、事件が起きて真相を握る秘書が自殺なんかすると、「やったな」と思う。

だってあいつら、何がおかしいかというと金銭感覚がまったくおかしいんですよ。

春日 そうだよね。まともじゃない。

平山 実際に動くのは労働者で、政治家は1円も生まないじゃない。きれいごとはするけど兵隊と一緒で何も生まない。

知り合いの公認会計士が、脱税スレスレな案件ばかり、それはもう必死で、人生の生き甲斐のようにやっているの。家族の戸籍だってぐっちゃぐちゃにいじくって、目茶苦茶なの。で、なぜそんなことをするのかと聞くと、「いや平山君、僕はね、学生時代に自民党の元○○大臣の秘書をやっていたんだよ。あいつらは〝税金をどう使うか〟という話ばかりしていて、バカらしくてやっていられなくて、辞めちゃったんだよ」と。辞めてからは一転して公認会計士になって、「どうやったら税金を1円も払わなくて済むか」という仕事に邁進しているんだって。

「あんなバカらしいことないよ。あいつらは金を便所紙よりも消費しているんだ」と。すごいんですって。

春日 金銭感覚が麻痺していく快感というのはありそうだね。これでオレはグレートになったぜ、みたいな。

平山 そういう意味では、政治家はほぼサイコパスだと思っていいんじゃないですか？ 俺だって前までは、「人によるよね。そうじゃない政治家もいるよね」と思っていたけどね。

だって、俺たちみたいに「物書きになりたい」と思ったり、「お医者になって人を救いたい」というのはわかるけど、「政治家になりたい」なんてどうしたら思えるんですかね。そう思うあたりで、サイコパスの芽が出てるんじゃないですか？

春日 たぶんね。本人は「志」なんてものを強調するけど。

平山 それが戦後直後ならわかりますよ。祖国の復興を目指すとか、独立を目指すとかさ。でも戦後70年経って「政治家になりたいです」なんてさ。冗談じゃないよ。

この前、俺の地元にいたトラック運転手が、政治家になっていたことを知ってびっくりしちゃったよ。「そんなバカなことはないだろう」と。

だってそいつ、昔はガソリンスタンドのどぶの水を飲んでいたわけだから。酔っ払って、パッパラパーになって、ユンケルを金玉に注射していたような奴ですよ。やっぱり今の時代に政治家になる奴なんて、気をつけたほうがいいと思うよ。大量殺人者が出ないのがせめてもの救いのようなもんでさ。

春日 「このハゲーー!」(＊1)とかね。しかし、あれがもし男だったらあそこまで盛り上がらなかったよね。

平山 そうですね。やっぱりあのギャップが面白かったんでしょうね。俺は、口が肥溜めのような女だなと思いましたね。しかもまた、容姿もキッつい女でね。きっと、小学校のころからあんなことやっていたんだと思わせるよな。いるじゃない。そろそろみんな、ホームルームもかったるくなって「もういいよ、そんなの」という雰囲気で早く帰りたいのに、「それはまちがっていると思う!!」と主張してくる女。ああいうタイプはダメ、絶対。でも頭は良いんですよね。

春日 たしか、東大だよね。

平山 東大って、パスの割合、高そう。だって俺たちみたいに、「今日はかったるいからやめちゃおうかな」というのはないんですよね。

春日 まあ、妥協しないね。

平山 「○○君、遊ぼう」と玄関先で言うと、「今日は遊べません」とピシャリと言ったりさ。「だって昨日は映画を観たと言っていたよ?」と言うと、「映画を観たから、宿題2ページやってないの」とか。「あ、ああ……ご、ごめんよ」と、すごすご帰らされる。

春日 絶対そうだよね。他人にどう思われようと平気だというのは、強いよね。強いどころか、眩しく見えることさえある。

宮本武蔵はサイコパス

平山 そうそう、先生に聞こうと思っていたんだけど、ゴルフのタイガー・ウッズっているじゃない。愛人が何人もいてセックス依存症が世間にバレたあと、廃人のようになったじゃない。

春日 そうだね。人相も変わっちゃって。

平山 全然勝てなくなっちゃって。そこで俺が思ったのは、ウッズはさ、勝負のプレッシャーをすべてセックスで解消していたのに、それができなくなった途端に廃人のようになってしまった、ということ。

春日 そうだよね。おそらくセックスを介して、ある種の傲慢さのようなものが、彼を支えていたのかもしれないね。

平山 そう考えると、サイコパスは、成功するために必要な体力や意思の力が豊富なんじゃないの？　病弱なサイコパスというのは、珍しいんじゃないですか。

春日　たしかにね。影の薄いサイコパスは考えにくい。

平山　だってサイコパスはさ、なにがなんでも成功しないといけないわけだから。

春日　そう。場合によっては、とんでもなくストイックにならないといけない。常人の範疇を超えて。

平山　じゃあ、宮本武蔵の伝説も本当ならば、彼もそうじゃない？　勝つために吉岡道場のチビを殺したり、それはどうなのよと思うようなことばかりして。で、最後のメインイベントではオールで叩いて殺すという。それって本当に剣豪同士の勝負なの？　と。

春日　たしかにね。えげつない。

平山　撲殺して終わってしまっ

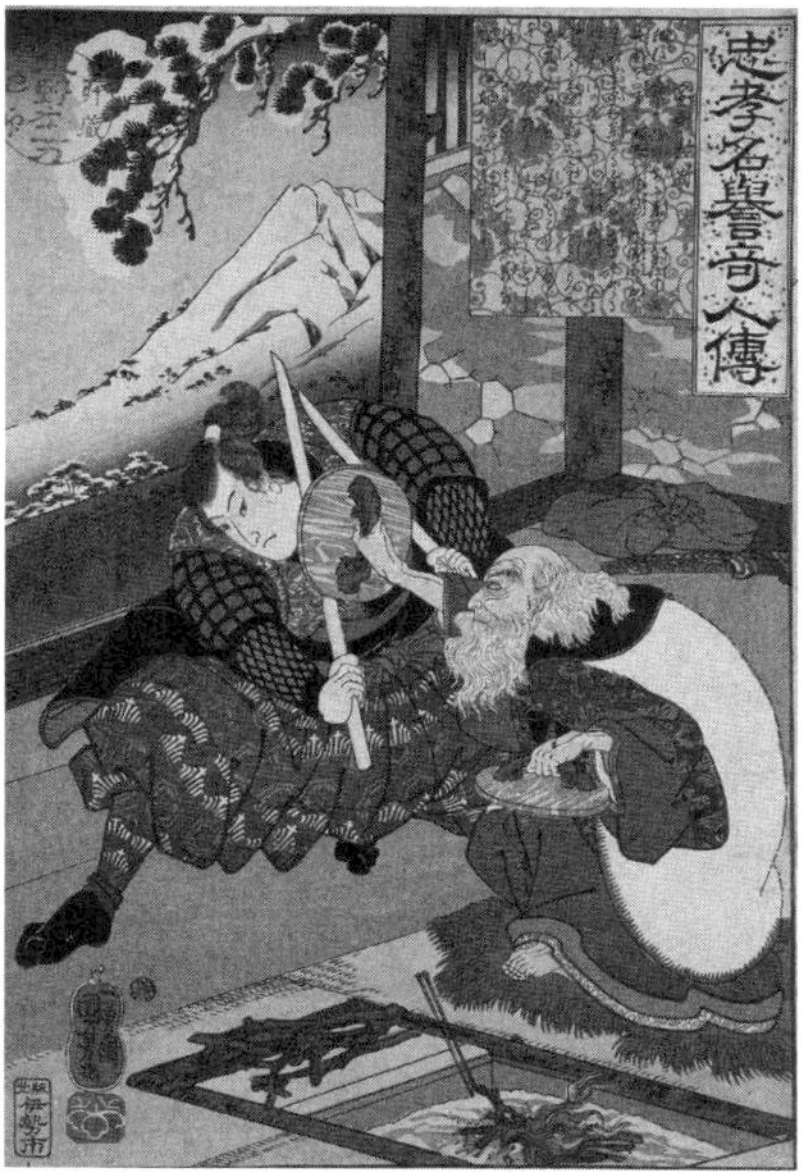

最強の剣豪ともいわれる宮本武蔵。彼の生涯は、ただ勝負に勝ち続けることだけにあったのだろうか（写真＝『忠孝名誉奇人伝　宮本武蔵』国立国会図書館蔵）

たけど、〝勝つ〟という目的は遂行している。だからサイコパスというと、俺は宮本武蔵のことも思い浮かべますね。

春日 それは言えるね。

平山 目的のために手段を選ばないところとか。

春日 一見、佐々木小次郎のほうがクールそうに見えるけどね。

平山 小次郎も普通ではないかもしれないけれど、尋常じゃない習練を重ねた結果という感じがする。でも武蔵は、ネジを落としちゃっている。彼は一緒にいると相当疲れるタイプですよ。

春日 そうだよね。「五輪書《ごりんのしょ》」だとか、なんだか偉そうな顔をしてるけどさ。

平山 むやみに体力もあるし。ただ、「人をコントロールしよう」みたいな雰囲気はないよね。コントロールすることで相手を制しようとは思っていないから。そこが並のサイコパスと違うところかな。そのあたりはサイコパスのキーポイントでしょうね。たとえば、宗教団体の教祖はそれに当てはまるね。オウム真理教の麻原彰晃や、霊言《れいげん》の人とか。

春日 霊言――幸福の科学の大川隆法だね。

平山 大川さんも東大だよね。〝東大パス〟。

でもさ、ああいうものを信じる人がよくもいるもんだなと思いますよ。

春日　俺もそう思うけどね。あんなチープなものを。

平山　だって麻原なんて、顔見た瞬間に「こいつはヤバイ！」と思いますよね。あんな面《つら》ないだろうよ、普通。それなのに何百人という女性を手篭めにしてたんでしょ。「イニシエーション」とか言って。

春日　とんでもない奴だ。

平山　秘書もいっぱいいたんですよね。

春日　じゃあ麻原の膝の上に次々に腰かけて、順番に口述を書き取ったりしていたのかな。マンガに出てくるセクシーな秘書みたいに、うんと短いスカートでさ。

平山　抱かれた女性たちは、そんなに顔にこだわらなかったのかな。

春日　そうそう、最近そう思うんですよ。女性は男が思っているほど顔にこだわっていないですよね。なぜだろう、母性で岩もあんころ餅に見えてくるのかしら。

平山　麻原は弱視で盲学校に通っていたけど、盲学校では弱視なりに見えるほうだったみたいだね。盲学校では見えるほうが圧倒的に偉くて、そこで「自分は支配層だ」といったような体験した、という話があるよね。

春日　嫌だねえ。宗教家とか教祖ってのは、人をコントロールしようとする最たる人種だと思う。

春日　そうだよ。そしてコントロールされることで安心感を得る人たちがたくさんいるのさ。

「**あなたの前世は……犬……いや石ころだろう**」

平山　宗教家や教祖の下に占い師や霊媒師がいるじゃないですか。それがちゃんと医療行為ができるようになると、お医者さんやカウンセラーになってくる。占い師や霊媒師の類は、かなり胡散臭さがありますよ。

春日　まあね。彼らの共通点は、基本〝言い切る〟ことだよね。

平山　「かもしれないね」とは言わず、断言しちゃう。

春日　そうです。だけど責任は取らないけどね。医者だと責任を取らないといけないですから。

平山　でも、訴えられた占い師はあまりいないですよね。

春日　そういう意味では、弁護士と同じ。弁護士も、敗訴したからって訴えられることはないでしょう。

平山　それはそうか。

春日　占いに行く人たちは、言い切ってくれる奴のところにすがりに行っているから。

平山　それはありますね。でも占い師の占い言葉って、汚ったねえのが多くて。「あなたは、強いように見えるけど、実は弱いところがある」とか。当たり前だよ！　そうじゃない人間いるのかよ！「本当はひとりでいたいのよ。でもひとりでいると、逆に寂しくなる」とかさ。「最近、亡くなった人いますよね？」とかも言いいますよね。俺、この年だよ？　そりゃあ、いるよバカ！

春日　占いの客は、自分の心の中の埃のような、モヤモヤを吐き出したいんじゃないのかな。それが大きな耳クソみたいに、ズボーッと出てくるのが気持ちいいんじゃない？

平山　そうですね。先生もよく患者から、吐き出されるんじゃないですか？

春日　そうだね。自分の恥ずかしいことをきちんと聞いてもらえるというのは、患者にとって一種の救いであってさ。

平山　それを馬鹿にしないで聞いてくれるのは、嬉しいですよね。

春日　それと、信頼関係も作用するね。そこがカウンセリングと占いの全然違うところなんじゃないかな。

平山　俺はダメですね。占い師をハナから馬鹿にしているから。

春日　平山さんは素直に言わないで、話を面白くしちゃうんじゃない？

平山　そうですね（笑）。そうすると占い師もカチンとくるみたいで、言葉づかいがぞんざいになって、「お前」呼ばわりになる。あと、「前世は犬だろう……いや石ころだろう」とか。犬ならまだわかるけど、なんだよ石って。犬と石の間って、ずいぶんというか、とんでもない差がありますよ。

占い師って、結局占い好きがなるものですよね。

春日 そうだろうね。

平山 聞くところによると、占い師になるためには「金の取れる占いの勉強をさせて下さい」と言わないとダメらしいね。単に「占いについて勉強したいんです」では、いつまで経ってもお金が取れる占い師にはなれないんだってさ。

「金の取れる勉強」は春日先生がさっき言ったような、〝断定的な言い方〟のテクニックなどを教えてくれるんだって。

春日 うまく相手の心を突く、というね。俺も占ってもらいに行っていた時期があるけど、絶妙だなと思ったことがあったよ。

「今住んでいるその土地が、方角的に悪い」と言いつつ、「いろいろな計算をして、素晴らしいことがわかりました。とにかく10メートルでも20メートルでもいいから南の方角へ引っ越してください」と言うわけ。「そしたらあなたは物書きとして、金銭的にも、名誉も、素晴らしいものが手に入ります。ただし2週間以内に」と。

平山　なんだよ、それ！

春日　「2週間以内に」というのが絶妙だと思ってね。普通は無理だけど、夜逃げすると思えば可能じゃない。

平山　まあ、そうですよね。

春日　だけどさすがにそれだけの根性はないでしょう？

平山　たしかに、そういうことをやっている人はいますね。急に事務所借りて、「うちのお父さん、今日からあっちの事務所で寝ているのよ」と。理由を聞くと、「偉い人にそう言われたらしい」とか。

春日　名前を変える人もいるからね。

平山　いますよね。占い師の言うとおりに、「じんたろう」なんて聞いたこともないような変な名前にしたりとか。

春日　「生き方変えろ」なんて言われても困るけど、引っ越しや改名は、具体性があるから響くんだよね。

平山　言う通りにすると、「お金も名声も高まる〝かもしれない〟」ではなく、「高まる」と。

春日　そう言われたら揺れるよね。俺はちゃんと、〝中野の母〟に予約して行ったくらいだしね。

平山　(笑)。今までで、「こいつはすごい！」と思う占い師はいました？

春日 それほどすごい人はいないけど、〝中野の母〟は「相談して良かった」と思えたよ。

平山 〝池袋の魔女〟はどうでした？

春日 もう行かない。

平山 なんでですか？（笑）

春日 だって、俺が書いた『鬱屈精神科医、占いにすがる』（太田出版）を読んでいそうな気がするから……だけどまあ、占い師レベルならいいけど、それが霊感商法になってくると話は別だよ。

平山 そうですね。その目的は、お金ももちろんだけど、人間関係をコントロールするところにあるだろうし。宗教家はそんな感じがする。やっぱり、〝自分が思った通りに動く様を見る快感〟を求めているんでしょうね。

春日 だからさ、サイコパス気質な患者をうっかり病院に入院させると、必ずかき回すんだよ。たとえば、「患者同士、なんとなく仲が悪いなあ」と雰囲気でわかる病棟があるとするじゃない。すると奴らはそういう人間関係を嗅ぎつけて、巧妙に立ち回って衝突させる。

平山 それを見て喜んでいるんですね、愉快犯だから。

春日 そうそう。二項対立的なものをね。

平山 「上手くいった」と。

春日 なんてひどい奴だ、と思うじゃない。でも俺には、「○○先生のところにも行ったんですけど、あの人はちょっと……ね。その点、春日先生には全部打ち明けられる」とか言うんだよ。そう言われると俺、嬉しくなっちゃう。いつの間にか、俺のほうがコントロールされちゃう。

平山 （笑）。そういうところが絶妙ですよね。まあでも、悩みを打ち明けるというのは、結構、手ですよね。

あと、パス臭い奴の特徴でもうひとつ変なキーワードがあって。「おまえは命かけられるか」とか、やたらと覚悟を求めてくるような文言が多いよね。ほかには、「お前は俺の組だ」とか。そのうえで「だからお前も、あの人の言うことに絶対服従しないといけない」と、やたら敵と味方を教えてきたりする。奴の気に入らない人に近づかせないようにするために。で、周りは全部、奴の味方で固める。そうやって奴の世界観のようなものを押し付けてくるんですよね。

春日 そうそう。

平山 すると、「○○さんには近づくな」と言われた○○さんとは、話しづらくなるんですよ。

春日 自分が裏切者になったかのような気分になるからね。

平山 得体の知れない気分になる。そうなるような網を最初に投げるんですよね。

春日　することっちは、動きが鈍くなっちゃう。それが楽しいんだろうね、きっと。
うん。そうやって、マニュプレート（操縦、操作）したいんだよね。

ベストセラー『サイコパス』って、どうなの？

平山　そうそう。中野信子さんの『サイコパス』（文春新書）が売れてるじゃないですか。でもあれ、ちょっと期待したものとは違ってた。
春日　脳科学者こそが心のすべてを説明できるというあの自信には、たじろぐね。
とにかく疑似科学みたいな言説ばかり。顔の幅が広くてごつい印象の男性のほうがサイコパスの可能性が高くて、それは男性ホルモンの濃度と関係するなんて平気で書いてるんだけどさ、それじゃフーテンの寅はサイコパスなのかと言いたくなるよ。
ま、占い師なみの歯切れの良さが人気なんでしょうね。

平山　なりふり構わず、詰め込めるだけ詰め込んだ感じ。お笑い芸人とかがやっているならいいけど。
プロフィールもさ、肩書がてんこ盛り。ＩＱクラブの会員なんだよね？　なんだっけ、メンス？

春日 メンサだね（笑）

平山 俺の知り合いでも、とっくの昔に辞めているのに、いつまでも「〇〇大学の講師」と書いている低サイコがいるよ。肩書にこだわるサイコパス系の奴って多いよね。中野さんがサイコパスってわけじゃないだろうけど。

肩書は相手の態度が変わるのに有効なツールだというのが、わかってるんだろうね。

春日 そうだね。

平山 ホラ吹きなんですよね。「アメリカの〇〇大学に行った」とかは眉唾ものだよね、調べようがないから。学位を金で買う奴もいるでしょう。なんだったら俺も明日には「ジョンズ・ホプキンス大学卒業」になっている可能性はあるよ。

でもさ、中野さんの『サイコパス』が売れた要因は、いちばん最初に大きな旗を振って人をなびかせて動かした、というところにあるのかもしれませんね。

春日 「サイコパス」という言葉は便利なん

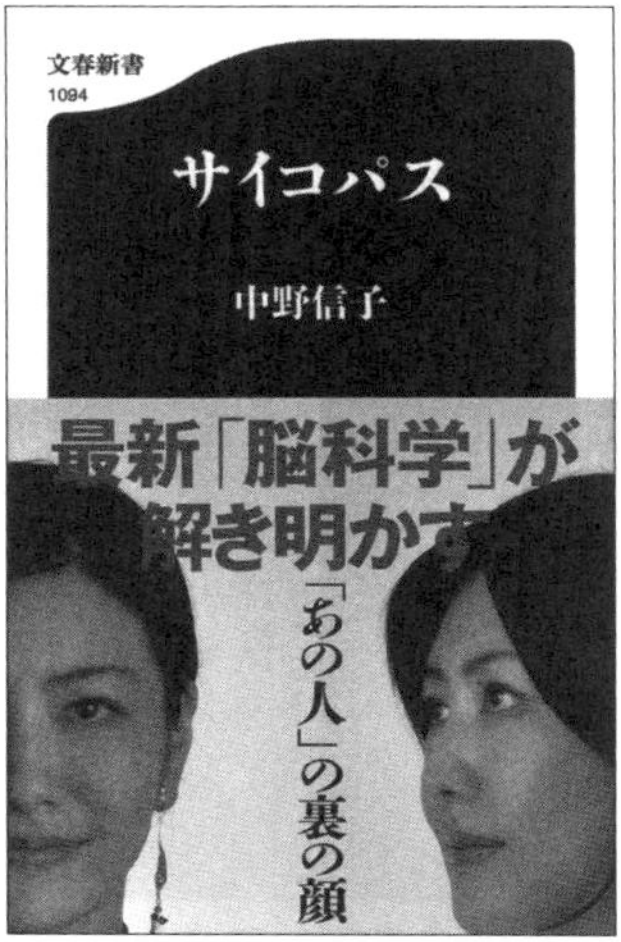

20万部を突破したという『サイコパス』（中野信子・文春新書）。読みやすい構成だが、はたして真偽のほどは……

だよね。ある種の反感や、勝手な思惑や、馬鹿げた偏見を都合よく形にしてくれるから。たとえば「不安」「不満」「ちょっと調子が悪い」「面白くない」を、全部「鬱」に落とし込めば、とりあえずOKだもん。サイコパスもそうした便利語のひとつなんだと思う。

平山 もともと新書のタイトルなんて御札のようなもので、「南無妙法蓮華経」と書いてあるとみんな安心して貼るのと同じ。意味はわからないけど、ぼんやりと趣旨は伝わる、と。そういうタイトルを掲げておけば、中身はそこまで重要じゃない。

春日 たしかにね。

平山 『さおだけ屋はなぜ潰れないいか』とか、『ご飯を大盛りにするオバチャンの店は必ず繁盛する』とか、そういった類の本に近いんじゃないの？　そもそも、人によって思い浮かべる〝サイコパス〟は、違うと思うしね。

春日 違うと思う。レクター博士を思い浮かべるのと、トランプを思い浮かべるのでは、大違いだからね。

平山 サイコパスって、脳をもっと良いことに使えばいいものを、悪用・誤用しているというイメージはありますよね。

だけど、昔よりもサイコパスのレベルが下がったというか、ヒエラルキーがずいぶん見えてきましたよね。じゃあ、レベルの高い本物のサイコパスは、本当に〝悪〟なのかというと、どうなのかはわからない。たとえば、ある薬を開発するために社員何百人も使って人体実験をしてきたけど、インフルエンザの特効薬ができました、とかさ。善の効用があると、じゃあその行為は、〝悪〟だったのか？　と。わからないですよね。

春日　そういう、善悪を超えているようなところが、ちょっとかっこいい。

平山　だからやっぱり、かっこいいパスと、格好悪いパスがあって、その間がグラデーションのようになっているんじゃないのかな。

春日　俺の具体的なサイコパス像は、J・G・バラードの小説『コカイン・ナイト』に出てくる男なんだよね。

その男はルックスがすごく良くて、人当たりも良くて、アメリカの連続ドラマ『メンタリスト』（＊2）の主人公役をやっていた、サイモン・ベイカーのような感じをイメージしているんだけど。

平山　なるほど。

春日　彼は、引退した金持ちの年寄りばかりがいる南仏のリゾート地で、テニスのコーチをしているんだよね。そこはなんでも揃っているんだけど、みんながだらけていて、活気はまったくない。そんな場所に彼が登場してなにをするかというと、犯罪を持ち込むわけ。

それも、ものすごくデカい犯罪ではなく、小さいものね。そうすると、そのことによってみんな活気づくの。やっぱり、悪というか、ろくでもない物が微量は混ざっていないとダメだということなんだよ。彼は、上手いことかき回したんだよ。で、彼は言うんだ、「プールに（見知らぬ奴の）ウンコが浮かんでいれば、みんなそのことで団結するんだ」と。そんな内容で1冊だなんて、すごいなあと感心したんだ。

春日 読んでみよう。

平山 結局は、みんなの結束や絆みたいなのがあって。小説のなかにたとえが出ていたんだけど、第二次世界大戦中に、ナチスが開発したV2ロケットがロンドンに向けて連日発射されたとき、ロンドン市民にはある種の高揚感があったと思うけど、それに近いようなものがもたらされた、と。

春日 なるほどね。

平山 そういう意味ではサイコパスは、トリックスターみたいな感じなのかな。

春日 それに近いサイコパス、スタンリー・キューブリックの映画『フルメタル・ジャケット』に出てきますよね。

平山 鬼教官のハートマン。冒頭部分、ひとりの弱者を作って、そのひとりのために全員が罰としてしごきを受ける。そのうえである日突然そいつを攻撃すると、それによってほかの全員が結託する。このときにハートマンは、物理的に集団の力学を作っていましたよね。スケープゴートのようなものを。

サイコパスの芽が萌芽するきっかけ

春日 やっぱり〝負〟のものがあって、それに対してみんなが絆を作るのって、けっこう重要じゃないのかな。それが家族単位になると顕著だよね。

たとえば、一家のなかにひとりだけキチガイが生じて、それが暴れて大変だ、と。傍からみれば不幸な話だけど、それに対抗するために、家族全体が一致団結して、それに立ち向かわなければいけない、と。今までは、同じ屋根の下にいるものの、家族全員バラバラだったけど、そこで初めて、一家としてひとつのベクトルを持ってね。

そういう家族に俺が精神科医として介入すると、口では「先生、ありがたいです」と言いながら、全然、波長が合わなくてさ。まったく協力してくれなかったり、「この人たちは、いったい何を考えているんだろう」という気分になるよ。

結局この人たちは、なんとかしてもらいたいけど、介入する俺は彼らにとっては逆に、絆をいちいち切って回る人になる。

平山 なるほど。

春日 あるいは、やっぱり同じように、家族全員がヤバいものを抱えている、と。お母ちゃんは浮気がバレる寸前で、お父ちゃんは使い込みがバレる寸前。お姉ちゃんは援助交際がバレる寸前で、お兄ちゃんはカツアゲがバレる寸前で、みんなが「やべえ、やべえ」と思っているときに、キチガイが暴れれば、とにかく自分の心配どころじゃなくなって、その世話をしなければならないでしょう。となると、なんの解決にもなっていないけど、とりあえず気持ちを紛らわせてくれるから、キチガイがある種の救いの神みたいになるわけ。だからそこに介入すると、俺は結局それぞれの心配事を暴き立てる役割を果たすことになるから、すごい恨まれたりしますね。家族というひとつの小世界のなかのこの力動は、傍からではまったくわからないよね。小さな世界のなかで、彼らなりの損得や絆があってさ。

平山 そういうのって、絶対俺には言わないからね。「カツアゲやっちゃってさあ」とか、言わないですよね。

春日 「家の中に引きこもりがいて、それが暴れて大変」とは言うんだけど、それに対抗するために離婚寸前だった両親の仲が元に戻りました、とかね。そんなのたくさんあるよ。そうなるとさ、もう何が正しいのかわからない。「あんたらは何をしてもらいたいわけ？」という気分になるよ。

平山 先生のところに行くのは、解決したいからじゃないんですか？

春日 それは表面的なものだよね。彼らなりにアリバイを作りたいわけ。「俺、結構これで困っているんだよ」と。それをどこかで見積もってもらいたいわけ。

平山 なるほど。だから、全部掃除しなくてもいいけど、半分ぐらいは水を抜きたい、みたいな。

春日 そうなんじゃないかな。

平山 水溜まりの水を全部抜かれると困る、と。でも今はしんどくて100は持っていられないから、30くらいまでは減らして欲しいな、と。でも「治さなくていいですよ」とは言えないから、30抜かれたら、先生のところに来なくなっちゃう。

春日 ちょうどいい頃合いを見てね。だから、少なくとも俺は感謝されない。

平山 そうですよね。変化がなきゃないでいいのに、「ダメだったわ」みたいなことを言われて。治したら治したで、「余計なことをしやがって」と。

春日 そうそう。

平山　善意が絶妙なバランスを壊しちゃうことにもなるんですね。でもそうなってくると、じゃあ〝治療〟とはいったいなんなのだろう。

春日　そう、そのとおりなんだよ。精神科医が考えるのは、「着地点をどこに置くか」でね。単純に「病気を治す」という着地点にいかないの。たいがいは治らないわけだから。治らないなりに、「みなさんはどの辺で満足していただけますか？」という話になるのよね。そうすると、彼らの本音は「現状を変えたくない」だけど、そういうことはけっして口では言わないからね。

平山　口では、「なんとかならないですかねえ」なんて言って。

春日　そうそう。だって、どれもしたくないけど、文句だけは言いたいんだもん。面倒だから、現状維持で揺さぶられないのがいちばん好きなの。

平山　ずっと都合のいいことを考えているんですね。

春日　だいたいそうじゃないかな。あとは、共依存というのがあるよね。夫がアルコール依存のダメ人間で、それを女房が支えている、と。「そんなの別れればいいでしょ」と思うけど、絶対に別れない。結局、奥さんの「自分を必要とされる」という意識が重大なんだよな。

平山　外科なら、盲腸が悪いなら切っちゃえばいい、で終わりのに。

春日　そうそう。

平山　それを精神科医は、「心筋梗塞を、梗塞はさせたままいい感じになりました」と。そんな曖昧な治療はないですもんね。

春日　そうだね。病人でいたほうが楽だと思っている患者もいるしね。

平山　うす暗い疾病利得はあると思うよ。

春日　そう。やっぱり〝選択肢〟が、俺の仕事のなかではキーワードなんだよね。一時期、「援助交際はなぜいけないのか」という議論があったじゃない。「自分の身体を自分で提供して、おこづかいをもらって何が悪いんですか？　被害者は誰もいないじゃないですか」と。あれを、誰ひとりとして論破できなかったじゃない。河合隼雄《はやお》（＊3）は「魂が汚れるから」と言っていたけど。

平山　ええっ!?

春日　俺が考えるに、「金欲しさにやるんだろうけど、でも稼ぎ方にはいろいろある」と。ただまあ、マクドナルドでバイトしていたら、それは効率が悪いだろうけど。だけど、果ては文学賞への応募とか宝くじまでいろいろな可能性というか〝選択肢〟はあるわけじゃない。「諦める」というのも含めて。「あんたはそのすべての選択肢を、リアルに想像して、比較検討したのか」と。全部を比較検討していないくせに、いや、できないくせに、「やるとちょろいからそれを選んだ」と、そこでまず間違いだろうと。だから〝選択肢〟をキーワードにして考えると、論破できるんじゃないかな、と。

平山 なるほどね。小児性愛者も同じかな。ある本を読んだんだけど、娘と近親相姦をしたい父親さんがいて、「俺はパイプカット手術を受けようと思う。そうすれば娘は妊娠する可能性はないし、娘もわりと俺のことを好いてくれているようだから」と。その父親が言うには、「娘はいま13歳で、20歳をすぎたら俺はきっぱりやめて、娘にとくとくと〝家庭を作れ〟と言う自信がある。それまでの間は、恋愛指南と言いつつ、下手に変な男が寄り付くよりはいいんだ」と。

春日 そういう家族って閉鎖的な家だからね。近親相姦って結構あるんだよね。俺も昔さ、特に「娘が親父にやられている」場合、なぜ娘が逃げないのかとか思っていたけど、逃げられっこないんだよね。だって、よその家と比べないから。比べなければそれが「普通」「当たり前」になるから。それに親父が「これを人に言ったらダメだよ。家族がバラバラになるから」と釘を指すと、絶対に言わないから。家の中の価値判断と世の中の価値判断が、ほぼイコールになっていればなんとかなるけど、最近は、「プライバシーだ」「個人情報だ」って密閉度がすごいことになっているから、家の中がどんなにぐちょぐちょでも、まったくわからない。

平山 中には入れないですもんね。

春日 ひどいよね。

平山 だって、お母ちゃんも知っている場合も多いでしょう。

春日 お母ちゃんは知っていても、むしろ、それで親父が犯罪者になるとか、あるいは、家族が壊れるくらいなら、「とりあえずしょうがない」と、子どもを差し出しちゃう。

平山 これまで強姦は申告罪だったけど、今は非申告罪になりましたよね。

春日 2017年7月からですよね。

平山 だから近親相姦でも、娘が言わなくても事実であれば引っ張れるようになったんですよね。これまでは「レイプされました、この男を捕まえてください」と、被害者本人が言わないと捕まえられなかったけど。

昔、13歳の子が父親の子どもを産んだという事例があったんだよ。娘は「お父さんを刑務所で罰さなくてもいいですよ」と言うし、母親も「家がバラバラになっちゃうので。私ひとりでは娘と孫を養っていけないから、夫を刑務所に入れられるのは嫌だ」と。そうすると、警察としては挙げにくいんですよ。近親相姦がそこまでになってしまうと、母子分離と親権を剥奪するしか手立てはないんだけど、剥奪するには娘本人の強固な判断がないとできない。それで警察は、相当苦労したみたい。

春日 だろうね。

平山 で、その子は結局13歳で出産してから、高校生になるまでは児童施設で暮らして、その間にいろいろなトレーニングをした結果、「父親を罰して欲しい」と言えるまでになったと。

春日 2年半くらいかかったみたい。

春日 ある意味で洗脳をしたわけだね。

平山 「お父さんのしたことは、こういうことなのよ」と。

春日 でもそれって、余計なお世話なのかもしれない。

平山 だから俺も、こんなのがあると困るよな、と思いましたよ。法的機関としては、露見した以上は放っておくわけにはいかないですからね。

春日 そうだね。

平山 「あなたたち家族がそう言うなら、しょうがないですね」と警察が手を引いたら大変なことになりますからね。

でもこの事案は、子どもが生まれて公になっちゃったからの結果であって、これが闇から闇に放り込まれて、わからないこともあるかもしれない。

本人だって、成人してからも言わないと思うんですよ。結婚した旦那にも、もちろん言わないと思う、絶対に。

春日 グロテスクなものは、どこまでも突っ走るからね。

〝家族〟って、〝別の国〟のような側面もあるんでしょうね。法律も通じないような。

平山 たとえば、酒鬼薔薇にせよ、宮﨑勤にせよ、宅間守にせよ、やっぱり家の中が相当おかしかった、ということは考えられるんですか？

春日 まずは本人がどれくらいおかしかったかというのを診ないと、わからないよね。

平山 世間並みの平均的家族だったとは、考えにくい？

春日 ちょっとね。両親は別に悪い人じゃないかもしれないけど、振る舞いの仕方に世間とのズレはあったかもしれないね。

平山 親が人ではなく見えた瞬間が子どもの体験のなかにあったら、それは相当、強烈に刻まれるでしょうね。

春日 たぶんね。

平山 俺の実家は、紙コップの自動販売機屋だったんですよ。常日ごろから、親父もお袋も「正しいことはちゃんとしろ」といった世間一般的なことを言う家庭だったんだけど、あるとき「えっ」と思ったことがあって。

ある夏のことです。「もう今日はおしまいだから」と、「自動販売機の中から、ジュースの原液が入った容器を引き上げてきて」と言われてその通りにしたんです。たとえばスプライトなら、原液と炭酸が自動販売機の中で合わさる仕組みで、原液が残ってる場合があるわけ。その残りを、ざるで濾して、漏斗で空のガラスのガロン瓶に流し入れるんです。その手伝いを俺もよくさせられていて。そうするとさ、中に、ゴキブリの死骸が入っていて。もう、どぼどぼ、どぼどぼと、出てくるわけ。うわー！　となるくらい、もう真っ黒になるくらい入っている。

春日　ほう、そんなにいるんだ。

平山　もう、すごいわけですよ。屋内に置いてある自動販売機はそうでもないけど、バス停付近を始め屋外に置いてあるものだと、もうすごい。ゴキブリって0・2〜0・3ミリくらいの隙間があれば、グーっと体を挟んで入っていっちゃうから。

春日　平べったくなる。

平山　そう。それに、受取口から入っちゃう。プカプカ、プカプカ入っちゃう。冬場なら、自動販売機の中は暖かいしね。だから集中して入るわけです。で、濾した原液はどうするかというと、また容器に戻して、自動販売機の中に持って行くわけです。

春日（笑）

平山 で、俺、「ええー!?」と思ってさ。そしたら親父が言うんですよ。「夢明、これね、うちの商法だから、言っちゃやだめだよ」と。あれはちょっと、最初、ショックでしたね。

春日（笑）

平山 そう言われたのが小学5年生くらい。そのときは「なんだかなあ」と思ったけど、「家族だしなあ」と自分を納得させて。でもそういう事情は、俺が高校生くらいになってから言ってもらったほうが良かったですよ。

春日 そうだね（笑）。低次元なダブル・バインドってとこだね。

平山 小学5年ってまだ「うちの親父は立派だ」と思っていたい時期じゃないですか。反抗期の前だし。その時期に、それを毎日、毎日やっていると、なんだか、ね。で、友達が遊びにくるじゃない。「じゃあ手伝って」と友達とやっていたら、大目玉を食らった。

春日（笑）

平山「おまえはうちの商売を潰す気か！」と怒られて。これはレベルの低い例だけど、子どもの目から見て、「親が正しくない」とか「非常に冷酷だ」というのを見るのは、相当ショックだよね。

春日 そうだよね。根源的な問題だもの。

平山 それが、サイコパス的に変換するとどのレベルかはわからないけど、なにかあるんじゃないかなという気がする。

"非情"にも温度差はあると思うけど、"絶対零度な非情"ではなく、ちょっとだけでも、非情になる自分を自分自身が許すことから始まるのかな。段階的に、蛹が蝶になっていくように。

あと、俺が小さいころ、昔、公園で猫が浮浪者の仕掛けた罠にかかっていたことがあったんです。ニャアニャアと鳴くから見ると、足がギュッと挟まってちぎれそうになっていたの。

みんなは、「ここをこうすれば足が抜けるんじゃない」とかいろいろとやってるけど、猫はますます興奮して暴れる。そこで、同じクラスのものすごく大人しい子が、どこから持ってきたのか、包丁で猫の足をグッと切ったの。元々締められているところを切ったからプチッと切れちゃってね。みんなは「ウワー！」とびっくりしていたんだけど、その子はみんなが、自分が上手く切れたことに対して驚いたんだと思ったらしくて。

春日 なるほど。

平山　「こっちを切るとダメなんだよ」とか説明してくれるわけ。その子は●●●さんの子で、いつも父親が上手にやっているのを見ていていたんだ。で、「あの子は見ていたからできたんだな」と思ったときに、やっぱり幼少期に家庭のなかで得られる経験は、情動や抑制、規制につながっていくのかな、と。

春日　たしかにね。

平山　となると、サイコパスと呼ばれる人は、小学生のころからバグが種として入っていたとしても、それが芽吹くか否かは、家庭環境が作用するのかな。

春日　そういうちょっとしたエピソードや経験が、ゴーサインになるような気がする。

平山　プロファイリングを確立した、ＦＢＩ心理捜査官のロバート・Ｋ・レスラーは常々、「大量殺人や連続殺人を犯した人間は、すぐに死刑にするのではなく、ありとあらゆる心理テストをやって、経過観察して、子供時代のことを徹底的に掘り起こしてほしい」と言っていましたよ。そのデータの数が集まったら、何か出てくるんじゃないか、と。だって親は言わないですもんね。

春日　そうです。

平山　父親が、「俺、息子の前で女房を殴っていたんですよ」とは言わないでしょう。

【注】

＊1＝2017年6月、「週刊新潮」が自民党・豊田真由子衆議院議員の秘書に対する暴言・暴行を報じた。同誌が公表した音声には、「この、ハゲーっ！」「鉄パイプでお前の頭を砕いてやろうか！」「うん、死ねば？ 生きてる価値ないだろ、もうお前とか」などの暴言が収録されていた。豊田氏は報道を受け、自民党に離党届を提出。2017年10月の第48回衆議院議員総選挙に無所属で出馬するも、落選した。

＊2＝サイモン・ベイカー演じる、元詐欺師でカリフォルニア州捜査局（通称・CBI）の犯罪コンサルタント、パトリック・ジェーンが人間心理を巧みに操る観察眼と推理力を持つ「メンタリスト」として、型破りな捜査で犯人を追跡する刑事ドラマ。アメリカのCBSで2008年から2015年まで、7シーズン・151話が放送された。

＊3＝日本の心理学者。京都大学名誉教授、国際日本文化研究センター名誉教授、元文化庁長官。日本におけるユング派心理学者の第一人者として知られる。2007年7月19日、脳梗塞のため死去。享年79。

第3章

私たちは「不完全なサイコパス」である

サイコパスに抱く「反感」と「憧れ」

春日　話していくと、サイコパス像がだんだん見えてくるね。さっきは「サイコパスは文学的妄想」だと言ったけど、もっとわかりやすい解釈を考えたよ。
我々は、〝不完全なサイコパス〟なんじゃないのかな。サイコパスはある意味〝完璧な人〟だけど、我々も、余計な共感や道徳が作用して、うんと薄まってはいるけど、いわゆる〝サイコパス的なもの〟を持っているでしょう。だから、サイコパスに憧れる部分がある。

平山　サイコパスは、あれだけ無慈悲な決断をしても、心に傷ひとつつかないし。

春日　そうそう。そういう意味では、憧れの部分と、「ああなってはおしまいだ」という部分があるから、いろいろと興味を掻き立てられるんだよ。
ところが、中野さんの『サイコパス』は、「扁桃核《へんとうかく》の働きが弱いのは脳がアーモンド～～」とかでしょう。そういう角度からサイコパスを語っても、なんの意味もないんだよ。
我々は、サイコパスに反感と憧れの両方を抱いて、その複雑なところに妙味があるのであって、なにもあんたに小賢しく説明されたくはないんだよ、と。

平山 俺たちは、サイコパスから、〝超人臭〟を嗅ぐんですよね。だから、「傷つかない、冷酷である」という面を金属に置き換えると、憧れも相まってダイヤモンドに当てはめたくなる。

春日 俺たちは、チタンや、せいぜい銀くらいなもので。だから自分たちは、不完全な部分を認識しつつ、もしサイコパス的な力を得ることができれば、もっとバリバリ仕事ができたり、物怖じせずに飛び込み営業だってガンガンできるんじゃないか？　と。

平山 そうそう。自己嫌悪がないから、そういう仕事が難なくできる。

春日 自己嫌悪、ないですよね。クリアなんだよな。でも、究極までクリアということは、〝空〟でもあるんですよね？

平山 そう。だからしょせん、勝利感のようなものがないんだよ。「やったぜ！」という感覚が。

春日 情動的なものが、俺たちほどはないんですよ。ということは、達成感や喜びもないのかな。

平山 たぶんね。だから、義務感に近いような感じじゃないかな。

ゴルゴのセックスは女性の体を使ったマスターベーション

平山　俺のなかで、「あいつサイコパスっぽいな」と思い浮かぶ奴は、成功感よりは、セックスや食い物を異常に求めているような気がする。

乱倫《らんりん》で、それも手数は踏まないわけ。「じゃあ風俗に行けばいいじゃないか」と思うけど、そうではないんですよね。自分の知り合いがやっている店で飲んで、そこに来たお姉ちゃんを口説くとか、そんなやり方が多いような気がする。一方、仕事のことを褒めても、そんなに嬉しそうでもない。それを目上の人間は、「こいつはこのくらいの成功では満足しないのか、大した奴だ」と捉えて、上手くやっていくようなところがありますよね。なんだろう、究極の人工知能的でもあるのかな。

春日　『ゴルゴ13』だよね。しかし、ゴルゴは女を買うからね。

平山　ゴルゴがやっているのは性交ではなくて、きっと、女性の体を使ってマスターベーションしているだけなんですよ！

春日　だから、「ともに絶頂に達しましょう」という発想が全然ない。

さっきも、「サイコパスに置き換わるとすれば、反社会性パーソナリティ障害。だけど、重複診断される境界性パーソナリティ障害とは真逆」と言ったじゃない。境界性は、「過剰さ、うっとおしさ、生々しさ」をまとっていて、サイコパスの清々しいまでの〝欠落〟とは違うんだよ。

平山 境界性は、すがりつく、ウエッティな感じですよね。「もっと構ってほしいし。認めてほしい」ですもんね。

サイコパスは「認めてほしい」なんて思っていないだろうし、評判も気にしていないですもんね。

春日 そうそう。

平山 俺が思うに境界性は、どちらかと言うと〝変態〟に近くて、サイコパスは〝狂人〟という感じですね。映画に出てくるモンスターの『エイリアン』が人の皮をかぶっている、というイメージが、サイコパスにはある。

あとサイコパスは、「あんなことし

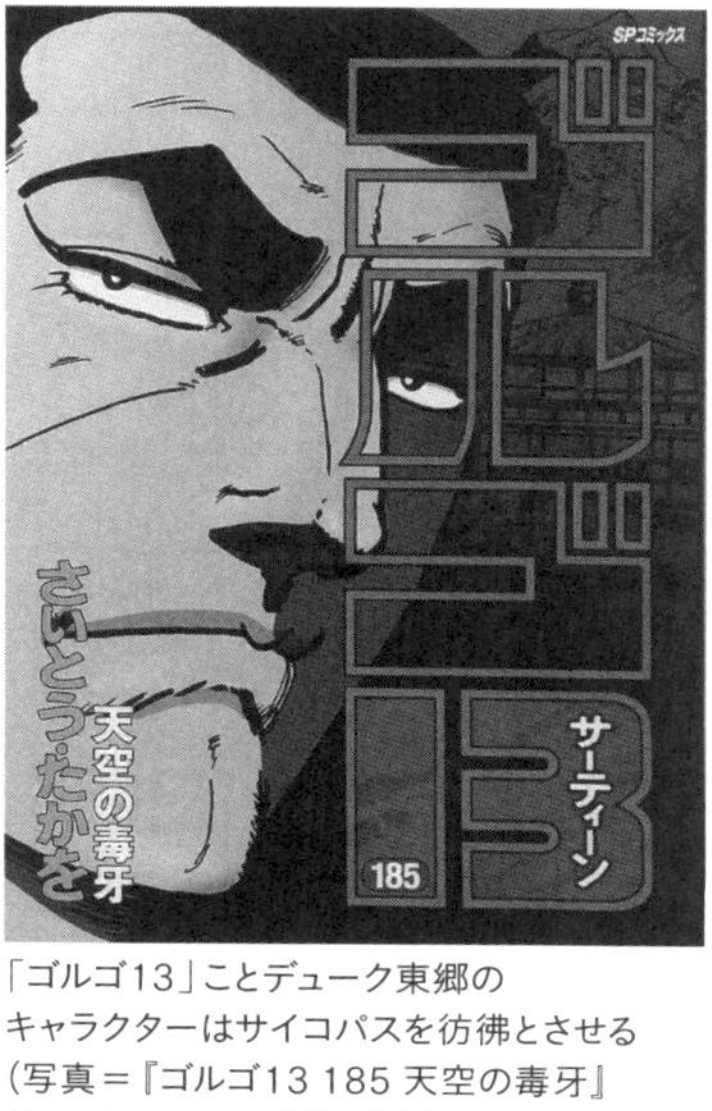

「ゴルゴ13」ことデューク東郷のキャラクターはサイコパスを彷彿とさせる（写真＝『ゴルゴ13 185 天空の毒牙』さいとう・たかお／リイド社）

なければよかった……」とか思わなそう。反省とか自己嫌悪とか。

春日 そうそう。羞恥心もないし、自分にうんざりすることもない。とはいうものの、自己肯定感にあふれているわけでもない。冷えびえとしている。

平山 「俺の悪口を言っているから、あそことはもう商売はできないから、今度はこっちでやるか」とかでしょうね。

春日 彼らって、家庭の中ではどうなのかな。「お父さん好き」となったりするのかな。ならないでしょう。ただ、「家庭を持っている方が、世の中で変に浮かないはずだ」という、カモフラージュ的な意味合いが大きいと思う。

平山 何度も離婚と結婚を繰り返す人もいるでしょう。あれもおかしいなあとは思う。

春日 あまりに離婚を繰り返す奴は、境界性パーソナリティ障害的に見ると「対人関係を上手く結べない」のであって、サイコパス的なものだとしたら「相手に利用価値がなくなったらどんどん捨てていく」ということかもしれない。

平山 だから、女房に少し白髪が増えたらすぐに取り換える、とか。

春日 戦国の武将とかはそんな感じがあるんじゃないですか?

平山 冷酷に攻め込めるしね。

春日 織田信長だって、娘を政略結婚させたとか殺したとかありますしね。

いかな。

春日 たとえばもし、人類が混乱とカオスの極致に入ると、サイコパスって結構強いんじゃないかな。

平山 そうだよ。理詰めで、冷静にやっていけるから。

春日 ということは、サイコパスは先祖返りみたいなもの？

平山 〝先祖〟の解釈の仕方によるよね。先祖を〝野生〟というふうに考えるのか、単に〝不完全なもの〟と考えるのか、いろいろある。〝野生〟はある意味で、むしろ〝完全〟なわけだし。

春日 なるほど。生物としての〝野生状態〟はいいことだけど、〝社会状態〟となったときには不適合だったりする、と。

平山 そうそう。だから、〝生物としての完璧さ〟という見方をすると、昆虫は〝完璧〟だよね。

春日 そう思います。だって、交尾の後にメスがオスを食うとかさ、「それって、どういうことなんだよ！」と思うけど、それが理にかなっているんですもんね。

平山 ライオンは、新しく群れに加えたメスが子連れだと、子どもを全部殺しちゃうけど、それも生物的には理屈は通っている、ということですよね。

春日 むしろ理屈が通りすぎていて、なんのフレキシビリティもないから、それ以上の可能性もなく、現状維持しかない、と。

平山 なるほど。だから文明もないんだ。

春日 そうそう。やるべきことは、単に種の存続だけだからね。

徹底的な利得主義

平山 〝理屈が通りすぎている〟のは、やっぱり社会とはズレていますよね。たとえば、準強姦で訴えられるような奴のなかにサイコパスがいた場合、彼らにとっては、「セックス＝他者の体を使ったマスターベーション」である、と。それが女性によっては、不快に感じたり傷つけられたと思う可能性がある。そうすると、提訴に発展する。

春日 彼らは女性を人間ではなく、物だと思っているからね。

平山 徹底的に利得主義だからね。たとえば女性が、「今日はそんなつもりなくて。私、生理ですし」と言うと、「じゃあお尻でヤろうか」と。

で、次の日、女性が「ちょっとお尻が痛いんです。血が出ているし」と電話して、男から「軟膏を塗っておけば大丈夫だよ」なんて言われると、「なんだこいつは！」となるんじゃないかな。

だって、「私があんなことを言ったんだから、良心の呵責を感じるはずだ」と思っているところに、男は「怪我はオロナインを塗れば治る」程度にしか思っていないから、そのギャップにびっくりするんじゃないかな。

春日 言っていることは理屈に合っているけど、「そういうもんじゃないでしょう!」とね。

平山 そういう場面は、自動車事故でも見られますよね。人を撥ねたら、真っ先に外に出て、「大丈夫ですか」と声をかけるのが普通でしょう。でもそうじゃないタイプの人は、車から降りもしないで、まず救急車を呼ぶ。「一刻も早く、119番したほうがいいと思って」と。理屈はたしかにそうだろうけど、「いや、おまえ謝らないのかよ」と。すると、「119番してから謝ろうと思っていましたよ」と。びっくりするのはその辺りですよね。先生云うところの著書で「理屈は合っているけど、真理ではない」場合があるんだよね。理屈と真理が、必ずしもリンクしないんだよ。

春日 朝の時間が足りないからって、飯を食べながらウンコはしないだろう、と。両方同時にやった方が早く済むのはわかるけど。

平山 そうそう。そうすると、「理で徹底的に動いてしまう」というのがサイコパスの特徴のひとつであって、俺たちにはそれとは別の〝真理なるもの〟を必要としている心情があるんですよね。

春日 〝情〟という、わけのわからないものに従って。

平山 そうですよね。たとえば、丸いケーキを3人で分けて食べるとすると、理で攻めた場合は厳密に割り切れないんだから、「できない。食べられない」ということになるんですね。でも普通は、なんとか3等分にしようとするじゃないですか。それを、「数学的に3等分にするのは無理だから、不公平が生じるからケーキを食べること自体を止めよう」となるのは、おかしなことですよね。俺たちは、「数学的には正しいけど、それでは暮らせない」という部分を生活体験から学ぶじゃないですか。

春日 サイコパスは、そこが抜け落ちているのかもしれない。または、それを知っていても、選択しない。生活者としての判断が欠けているのかもしれない。

平山 と思うけどね。生活者ということは、要は「他人と協調する」ことなんですよ。サイコパスは、「他人と協調しなくていい」ということが前提なのかも。そこは強さだよね。

春日 「お互い様」という言葉はないだろうから、徹底的にやってくる。

平山 俺たちは暮らしのなかでの「あのとき、こう言っておけばよかった」「なぜあのときこうしなかったんだろう」という思いが、〝生活感負債〟のように溜まっていくから、サイコパスを見るとなんだかスキッとするのかもしれないね。

春日 そうそう、流線形の殺戮兵器を眺めているみたいにね。

平山 でも、彼らと同じような生活を送ったら、言葉やルールで他人を叩くことになるから、俺たちは罪悪感によって躊躇してしまいそう。それがダメなんだろうけど。

春日 だから、サイコパスの作家はあり得ないよね。

平山 作家になろうとしても書けないし、編集者を疲弊させて終わりそう……なんか自分のことを言っているようだけど、俺は違うから！

春日 でも、もしかすると、サイコパスだったら案外すっきり書けるかもしれないね。

平山 見たことがないくらいの、「こんなに鬼畜な作家はいないな。金のためなら赤ん坊の頭を柔らかく踏めます」みたいな奴。「殺しはしないけど、2日で治るくらいには歪ませることができる」みたいな。

春日 文のディティールが妙に生々しい、とかね。

平山 特に、相手がショックを受けたときの表情とか、すごく上手く書ける気がする。今話しているサイコパスは、〝欠落的〟なサイコパス像だけど、究極のサイコパスは、やっぱりゴルゴ的な人かな？

春日 機械に近いような人間？

平山 だけどそこから劣化して、よくいる中途半端なサイコパスになっていく、と。

春日 〝パーフェクト〟なサイコパスに情や余計なものが入ってきてたら、〝俺たち〟になる。情がそのままわけのわからない形に膨れ上がると、境界性パーソナリティ障害。となるとやっぱり、サイコパスと境界性は、天と地ほど違うよね。

完全なサイコパスからの退化

平山 「サイコパスから退化していった」という言い方もできるんですかね。

春日 そう思うよ。だって、〝不完全な我々〟だからね。サイコパスは無人島で淡々と暮らせるよね。

平山 もしかしたらサイコパスは、牙も爪も持っていない人間の俺たちが生き残るために、経なければならなかった精神の在りようなのかもしれない。

あ、でもそうすると、やっぱり〝先祖返り理論〟になってしまうかな。

春日 だからそれを、〝先祖返り〟と指すかどうか、だよね。

平山 でもやっぱり、先祖から残されたもののような気がする。

だって必要ないものなら、絶滅しているはずですもん。

サイコパスには、サイコパスが寄ってきたりするんですか？　お互い昆虫だから、ぶつかり合うはずですよね。

春日 まあね。しかし上手く波長が合えば、お互い面倒臭くない感じで付き合えるんじゃない？

平山 そうか、ナチスみたいな感じですね。ヒトラーの元にナチス宣伝相のゲッベルス（＊1）がいて、それぞれ狙うところが一緒だと、まず周りが死に絶えて、そのあとはなかで食い合う。

春日 上手くいくと、テトリスのようにガッチリとはまりそう。

平山 それはあるかも。だからナチスも、風向きが変わるまではドイツが圧倒的に強かったのかな。

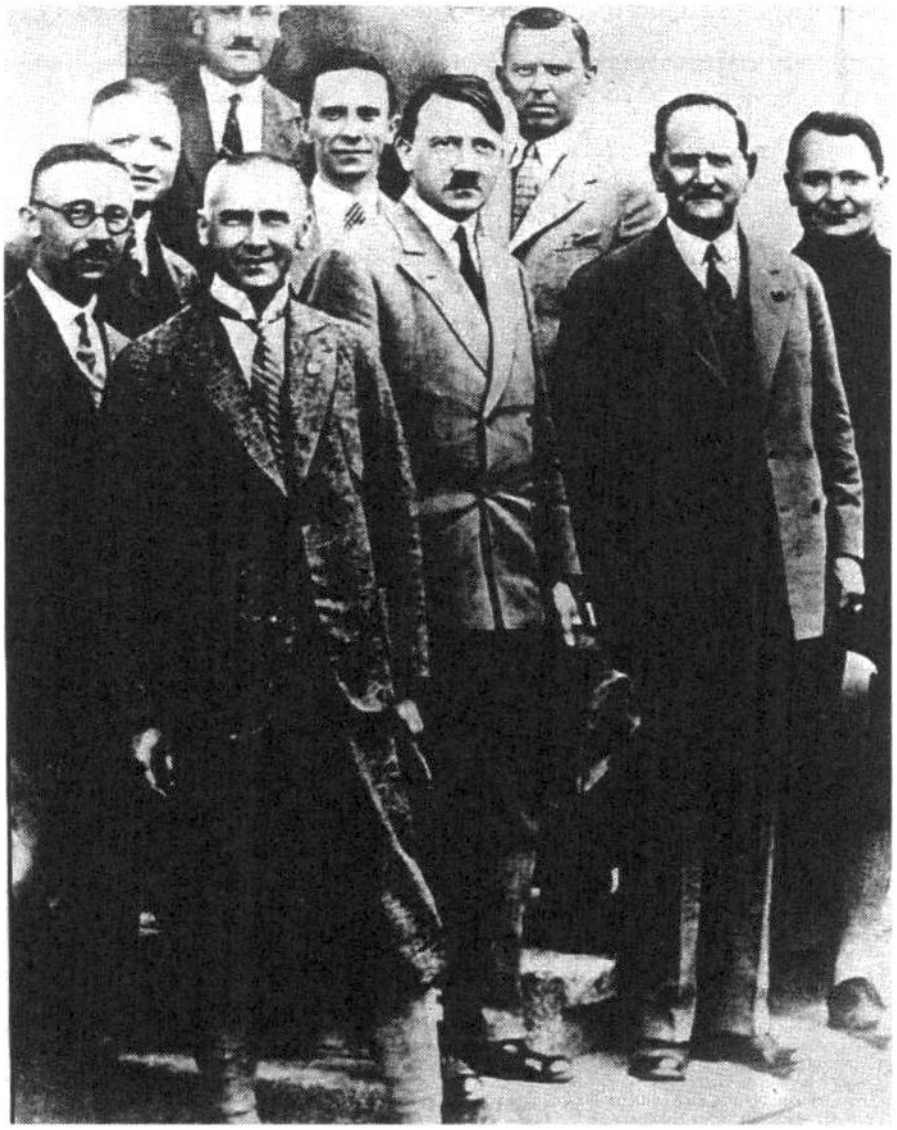

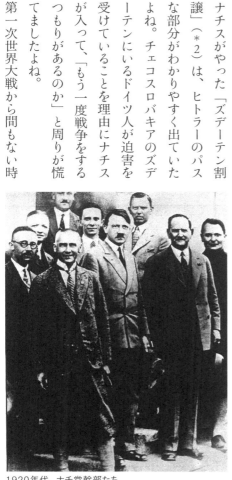

1920年代、ナチ党幹部たち。
写真中央のヒトラーの左奥がゲッベルス

平山 ナチスがやった「ズデーテン割譲」（＊2）は、ヒトラーのパスな部分がわかりやすく出ていたよね。チェコスロバキアのズデーテンにいるドイツ人が迫害を受けていることを理由にナチスが入って、「もう一度戦争をするつもりがあるのか」と周りが慌てましたよね。第一次世界大戦から間もない時期で、みんな疲弊していたから。そしたらヒトラー、「いや、ズデーテンだけもらえれば、戦争なんてするつもりないから」と、間に入っていたイギリスのチェンバレン首相に言うんですよね。チェンバレンはそれをよしとして、ヒトラーはまんまとズデーテンを手に入れた。それを機に領土問題がさらに多くなって孤立したチェコスロバキアは、結局ヒトラーに頼ることになって、ドイツに取り込まれちゃった。

これが、全世界に対して「奴は狂っている」ということを見せた最初の出来事ですよね。やっぱり、サイコパス的な先導をする場合、国家という単位でも、閉塞主義に入るんですよね。

春日 そうだね。まずは孤立しないとね。

平山 だから、情報が行き交っていてはダメなんですよね。

春日 そうそう。風通しがいいのはダメ。

平山 だから今で言えば北朝鮮だし、中国もそういう側面がまだあるでしょうね。そして、サイコパスの標榜するスローガンや価値観のようなものを押し付けて、それが蔓延していく。

春日 しかも、スローガンが意外とかっこよかったりする。

平山 そうそう。だから、ナチはサイコパスが数名以上いたとしたら、徹底的にやるんだよ。たとえば、第一次世界大戦のとき、失業者問題を何とかしようとアウトバーンを作るんだけど、「とにかく労働者の数を増やす」ことを第一に考えていたのか、重機を入れなかったんだよね。全部手掘り。普通の政治家はそんな無謀なことは考えないでしょう。保土ヶ谷バイパスを手掘りでやらせるなんて、「そんなの無理だよ」となるでしょう。でも、やらせた結果、上手くいった。それを外で見ていたフォードが、「どうもあいつは狂っているけど、ちょっと違うな」と評価した。

さっきも言ったような、サイコパスの親父転がしの上手さと同じで、「俺は騙されないぜ」という人たちを転がせるのが上手いなあ、と思ったんですよ。結果、フォードはナチに尋常じゃない額の寄付金を入れたという話がありますよね。

春日 そういうところは、やっぱりすごいですよ。彼のような人たちは、「もしかしたら俺は超人になれるのでは？　神になれるのでは？」といったことを思ったりするんでしょうか。

そこを目指すのか、むしろドラマチックなものを演出して人々を操るという方に興味があるのか、だろうね。

平山 なるほどね。やっぱり、単に「利用したい」だけで、そこには〝真理〟があるということではないんですね。

春日 そんなに志は高くないと思う。

平山 ということは、ナチの場合、サイコパスだけではあそこまでは無理だったのかな。民衆とサイコパスの間に、翻訳者のような存在がいたような気がする。

春日 そうだね。

平山 何十万人といる国民に、ヒトラーの言葉をそのまま伝えても、同じ言語を喋っていても「なに言っているのこの人?」となると思うんですよ。それを、上手く翻訳した奴がいた、と。昔の審神者《さにわ》みたいな存在が。

春日 そうすると、翻訳者のほうが気持ちが悪いよね。

平山 ヒトラーの言うことに違和感は抱きつつも、「やれる」という人間ですよね。

春日 そうそう。中核のサイコパスは突き抜けているから神々しいところもあるけど、翻訳者はぜんぜん神々しくない、その辺にいそうな感じの奴だよね。小物感たっぷりの。

平山 翻訳者は狂人なんですかね?　そういうわけでもなさそうだな。目的はなんだろう?　いい暮らしがしたい、とか?

春日 俗な部分はあるだろうね。

平山 カルトのリーダーになるような、ぶっ飛んでいる奴が出てくると、そのリーダーを利用してカルトを組む、ということを仕事にしている奴もいますよね。詐欺師集団に近い意味合いの。それで、ある程度の資金を集めたら逃げる、と。そういう奴らのことを思い出しました。
そういう奴らは、狂っているか否かというと、狂ってはいないんですよね。経済活動としてやっているから。結果がどうなるかにはまったく無頓着で、良心は欠けているけどね。
よく、「サイコパス=良心が欠けている人」と語られて、奴らはそこは重なるけど、「人を操りたい」という文脈ではないからね。だからやっぱり、単に「いい暮らしがしたい」という人たちなのかな。

春日 先生、詐欺師のパーソナリティはどういったものなんですか？

平山 自己愛性パーソナリティ障害でしょうかね。あとは演技性パーソナリティ障害。

春日 自己愛は、サイコパスとは違うんですよね。

平山 うん。自己愛は達成感を求めるでしょう。

春日 なるほどね、サイコパスは達成感がないんですもんね。

平山 そうです。「今チャンスだし、うまいことサイコパスに寄生して、俺なりの達成感をとりあえずゲットしよう」と思っているんじゃない？

春日 詐欺師って、捕まっても辞めないんですよね。

平山 辞めないよね。

平山 どこまでもやっていきますよね。

【注】

＊1＝ヨーゼフ・ゲッベルス（1897〜1945）。ドイツの政治家。「プロパガンダの天才」と呼ばれ、ヒトラー率いるナチス政権下で宣伝全国指導者、初代国民啓蒙・宣伝大臣を務める。1945年5月、地下壕で妻とともに心中した。

＊2＝現在のチェコ北部、ドイツとポーランドとの国境を接する一帯が「ズデーテン地方」である。当地にはドイツ人居住者が多かったことから、ヒトラーが併合を要求。すると1938年9月に開催された「ミュンヘン会談」で英仏がヒトラーの要求を容認したため、ズデーテン地方はドイツに割譲された。ミュンヘン会談における英仏のナチス・ドイツへの妥協は「宥和政策（Appeasement policy）」と呼ばれ、戦争を避けるために独裁国家に譲歩することの代名詞となった。だが、ヒトラーはズデーテン地方の併合だけでは飽き足らずに、翌年にはチェコスロバキア全土を占領し、ポーランドにも侵攻した。

第4章

サイコパスと事件

ラスベガス銃乱射事件を読み解く

平山 以前、春日先生に聞いて面白いなあと思ったのは、たとえば統合失調症の人って、年をとったり大病で体力が衰えると、精神症状が軽くなるという話。それと同じで、詐欺師も年をとると詐欺の規模が小さくなっていく。そうした生き方を「病気的だなあ」と思うのは、大儲けしても貯金をするなど〝安定〟とは縁がないんだよね。次から次へと詐欺をやっていく。そのつど使っちゃうんでしょうね。

春日 彼らは、詐欺をすることが社会との接し方なんだから。

平山 なるほどね。それはやっぱり、生育に因果関係があるのかしら。かつて虐待を受けていたり、すごい貧困のなかで育った、とか。で、根底には社会に対する憎しみや怒りがある、と。その辺、情動的ですよね。

春日 そうそう。切実なものがあるんだよ。

平山 「俺が受けた屈辱はこんなものではなかった」という思いがあったり。たとえば、ひったくりを繰り返す子どもに、「なぜそんなことするの？」と聞くと、「だってゲームだもん。あの人からどれだけ盗れるかが勝負だ」という感じで、テレビゲームでポイントを稼ぐように婆ちゃんを狙うんだって。
なぜなら、「自分は、それ以上の目に遭ってきたから」と。社会に対する復讐という感覚があるような気がする。その点は、サイコパスとはちょっと違いますね。

春日 そうだね。

平山 そうそう、２０１７年10月にラスベガスで58人を殺害した銃乱射事件がありましたよね。64歳のおっさんが撃っていましたが、先生はどう思いました？
俺はあれは、燃え尽き症候群のけじめのつけ方なんじゃないのかな、と思いましたよ。
これまでのアメリカの銃乱射事件（＊１）の動機は、２０１６年にフロリダで起きたナイトクラブ銃乱射事件はテロだったでしょう。２００７年のバージニア工科大学銃乱射事件は、スクールカーストのようなものに潰されたことがきっかけだった。ベガスの場合、そういうこととは違う気がする。彼が宿泊していたホテルの部屋からも自宅からも、銃が大量に出てきたでしょう。家には防犯カメラや監視カメラをつけていたというし、彼は映画『ジャッカルの日』とかを見ていたような男なんじゃないのかな。

春日 しかし孤独で寂しい奴だよね。

平山 奴は犯行前の数週間で、１日１万ドル以上を使っていたそうだけど、そもそもベガスで一度に１００万円を使うなんてこと自体、頭がおかしいですよ。

べガスって、雰囲気がもう、「丸裸にしてやるぞ！」という感じなんだよ。カジノで儲けたあと、一歩ホテルに足を踏み入れると、ブランド物がバーッと並んでいる。歩くだけで買う気にさせる空気がある。それでまた全部、なくなる。

1日100万円使うレベルになると、おそらくべガスの〝リスト〟に載って、航空券を同封した「今度どうですか？」というお誘いがありそうですよね。

会社の金100億円以上をカジノで熔かして、2011年に逮捕された大王製紙の井川意高《もとたか》も、べガスのブッカーがついていて、ファーストクラスのチケットが送られてきていたんですよね。ホテルはタダで。

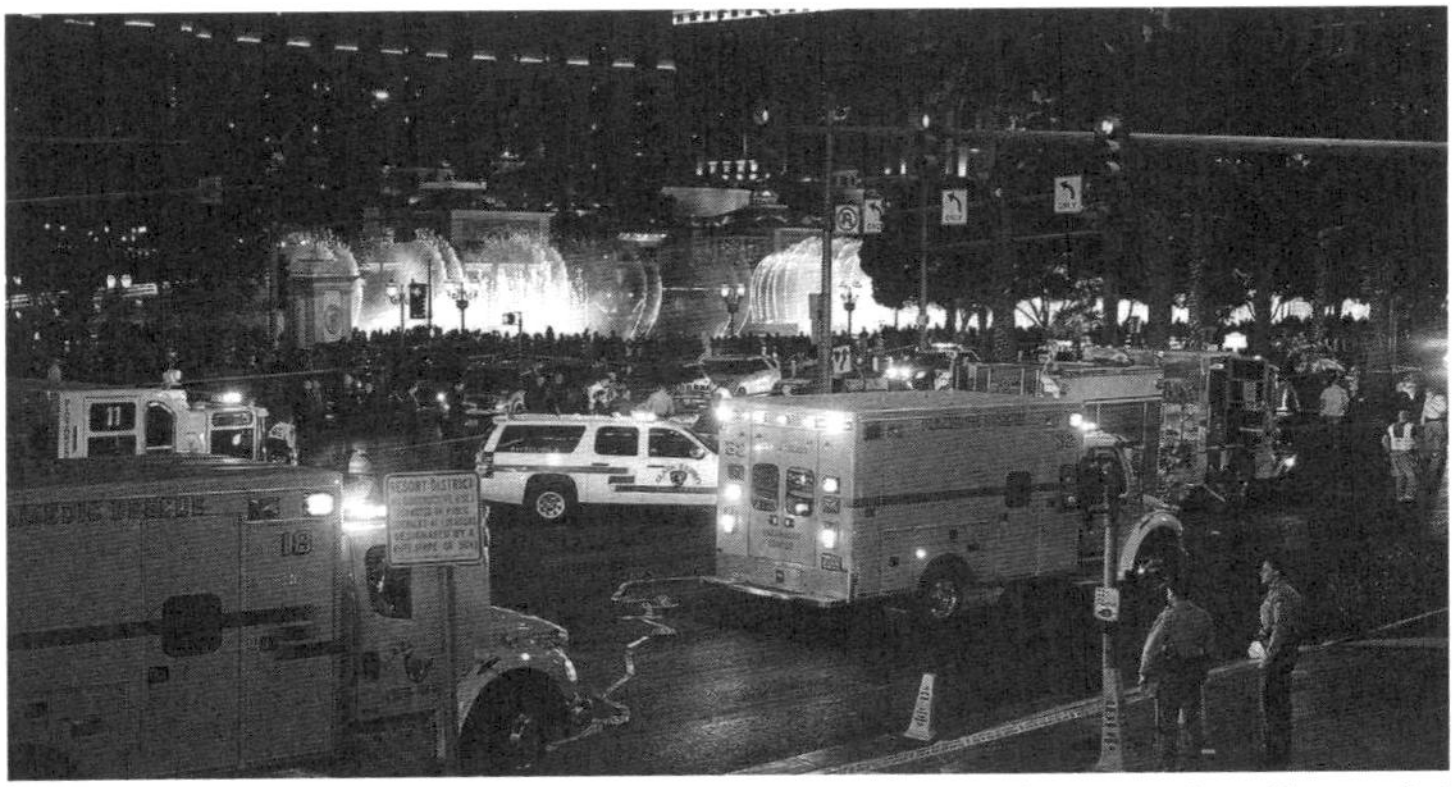

2017年10月1日、ラスベガスの大通り・ストリップのラスベガス・ヴィレッジで開催されていたミュージックフェスティバル会場に向けて、ホテルの32階から男が無差別に銃を乱射し、58人が死亡した。容疑者はスティーブン・パドック（64歳）。パドックは部屋で自殺したとみられている

で、毎回何百万円と使う。そうすると、その100万円、1000万円、というのが日常の繰り返しになるじゃないですか。

春日 そうそう。当たり前の感覚になる。

平山 カジノで遊んでいる最中は薬効があらわれているけど、リムジンで送ってもらって家に着いて、鍵を閉め電気をつけたら、今度は副作用が顔を出す、と。

春日 虚しくなってね。

平山 そういうのはあるような気がしますよね。ベガス銃撃事件の犯人は数億円の資産を持っていたという報道もあるけど、それでも自分が思うようなものがだんだん手に入らなくなっていくなかで、どんどん燃え尽き症候群のようになっていった気がする。

春日 俺、なんとなくわかるの。というのは、奴と俺はほぼ同じ年齢なんですが、まずびっくりしたのは、働いていないということ。

平山 不動産で儲けたからなんでしょう。

春日 働いていなくて、独身で。ガールフレンドがいたのはいいけれど、クリエイティヴな方向にいかないのだったら、それはすごく虚しいだろうなと思う。認知症や死も射程に入ってくるわけだしさ。

奴の父親は、かつて銀行強盗をして指名手配されていたんだよね。

平山 そうなんですか。じゃあ、楽隠居な風情だったのかな。そんなことでお金を持っているといっても、周囲からは、「宝くじが当たって豪遊している」くらいの眼差ししかもらえないですよね。

春日 そうそう。人生の奥行が全然ない。

平山 「この人すごい人だ」とは思われない。〝人生はカンニング〟で生きてきただけでしょう、と。そうなると尊敬されないし、集まってくるのはタカリのような連中だらけになってしまう。

春日 これまで、ものすごく嫌なことがあっただろうね。

平山 そうだと思う。世の中の人間すべてが、自分に対してどこかの店員のようにしか接してくれないなんて、つまらないですもんね。

「この人たちは、お金なしでは俺とは絶対に喋らないんだろうよ」と。虚しいだろうね。

あと春日先生は以前、統合失調症について、「自分の秘密が守れない人だから、落ち着ける部屋がなくなると、恐ろしいことになる」と言っていましたよね。

要は、「間違ったことを考えられないし、考えちゃいけない状態に陥ってしまう」と。

春日 うん。

平山 それは相当大変なことだと思うけど、「世の中すべての人間が、自分に対してお金以外の価値を認めてくれない」のは、それと同じくらい怖いことだと思う。

たとえ「あなたが好き」と言われても、「それは俺にお金があるからだろう」としか考えられなくなったら、相当しんどいと思う。

春日「俺の人生、結局なんだったんだろう」と。

平山「なにかで名を残しておこう」と思いついて慈善事業に至っても、2億円で慈善事業をしたって記録に残るわけでもないですからね。それにプラスして、世の中への憎しみが作用して、「やっちまおう」となったんじゃないのかな。

あと、アメリカってすごいなあと思ったのが、犯人の兄弟がすぐにマスコミのインタビューで、しれっと話しているの。日本だと「兄は普通の人でした……」と湿った空気になるけど、奴の兄弟は「まったく理屈に合わないし、こんなことをする理由がまるでない」「いきなりプツッと切れてしまったか」なんて言ってさ。

向精神薬のちょっと怖い話

平山 あと気になるのは、アメリカは銃乱射事件が多いけど、そのほとんどで「犯人はSSR

Ｉ系の向精神薬を飲んでいた」という報道（＊2）が出てくること。

春日 薬は結構怒りっぽくなったり、いろいろありますよ。

俺は眠れないときに普通の安定剤を飲むことがあるけど、翌日、必ず怒りっぽくなる。

平山 なんなんですか、それ。

春日 そういうものなの。脱抑制っていうんだけど。反応や出方は人によっていろいろだけどね。

平山 その薬を飲むと、誰もがそうなるんですか？

春日 多かれ少なかれ、ということだと思う。「脳を強制的に安定させたリバウンド」というのが近いかもしれない。

平山 すごいな、それ。

春日 飲み続けていれば、また別の出方をするかもしれないけどね。

平山 でも、下手に飲み続けていると、穏やかというよりはボーっとした人になりませんか？

春日 あるある。尻子玉を抜かれように。

平山 そうなると、俺みたいな職業だと、何も浮かばなくなる気がしますけどね。

春日 モチベーションが湧かないでしょうね。俺は一時期、抗鬱剤のパキシルを飲んでみたことがあるんだけど、俺の場合は怒りっぽくなるような攻撃性ではなく、逆だったよ。

いつもならムカついていただろうなということでも、「まあいいや」になった。だから、俺のような反応をする人間もいれば、対照的に凶暴になる奴もいる、と。

結局、飲んでみないとわからないわけ。

「そんなに危ない薬を処方しているのかよ」という感じだよね。もう俺はあんなもの処方しないいけど。

平山 それは、抑えようがないんですか？ 「ダメだ……冷静になれ、俺！」とならず、「ウワーッ！」と怒っちゃうんですか？

春日 そうみたいだよ。

平山 嫌だね。でもそれで人を殺すところまではいかないでしょう？

春日 いやあ、子供を投げ落としたりした事件（＊3）があったよね。

平山 2006年に川崎で起きた、男児投げ落とし事件？ 亡くなった小学生以外にも、投げ落とされそうになった被害者がいたよね。

春日 川崎の犯人も飲んでいたそうだよ。2006年に起きた秋田連続児童殺害事件の畠山鈴香も、薬を飲んでいたよね。プラス、元々パーソナリティ障害だった。1999年に起きた全日空ハイジャック事件（＊4）で、「レインボーブリッジの下をくぐってみたかった」と動機を話していた犯人も飲んでいるね。

平山 ほんとかい！ 結構、飲んでるな！

春日 一時期は、患者が「鬱です」と言えば反射的にパキシルを出したからね。そのころの話だけど、「わたし、鬱です」という触れ込みで精神科を受診した場合にどんな薬を処方されるかという企画を雑誌でやっていてね。「別冊宝島」とか、そんな感じの雑誌。患者を装ってライターが受診するわけです。そして俺の外来にも受診してきた。こちらはたまたまその女性ライターを知っていたんで「お前、何やってんだよ、贋患者かよ」って問い詰めて話を聞いたら、5ヶ所ぐらいのクリニックや病院が全部「パキシル」を処方していたね。猿にもできる鬱病治療ってやつですよ。

平山 「薬=事件」と短絡的には結び付けられないけど、薬は人間の感情を変容させる作用はあるよね。それが、いい方向に作用するかどうかは、また別の話だけど。

春日 先生は危ないからパキシルを出さないけど、ほかのお医者はどうなんですか？

平山 出している人はいくらでもいるよ。考え方が違うんだろうね。慎重にフォローしていくかどうかでも大違いだし。

春日 パキシルを容量以上に飲んだ人はどうなるんですか？

平山 ひっくり返るね。

春日 そのあと、副作用で怒りっぽくなるんですか？

春日　いや、そのレベルだと、もう死にかけるから。

平山　ほんとかい！　危ない薬ですね、それ。

春日　だって劇薬扱いだしね。だからその辺で売ってないわけでしょう。

平山　そういう薬って、たいてい小さいでしょう？　「小さい薬のほうが怖い」というイメージがあるよ。「この量以上に飲んだら危険なんだ」と。

春日　ふたつに割れるような線なんかついていない、とかね。

平山　映画『エクソシスト』で終盤に神父が飲んでいた心臓病の薬、ニトログリセリンが小さい薬だったからさ、そのイメージですよ。

サイコパスな家庭の風景

平山　ベガスの銃乱射事件の話に戻るけど、聞いたところによると、銃乱射事件が起こると、銃器メーカーの株価が爆上がりするんですってね。今まで銃を持っていなかった人も、煽られるように「これはヤバイんじゃないか」と買い出すらしい。一説には、アメリカにある銃の総量は、インドネシア国民の数より多いそうじゃないですか。すごいよね。インドネシアの人口が２０１６年現在で２・６億人、アメリカの２００７年の調査での銃保有数は、2・7億丁。赤ん坊を含めたインドネシア国民全員に渡しても余る数だからね、すごいですよね。

春日 しかし、アメリカに住んでいたら絶対に買うでしょう？

平山 買いますね。買って、どうしようかな……。テキサスでは2016年に、一定の条件をクリアすると公共の場で銃を見えるように持つことができる「オープンキャリー」が合法化したんですよ。だから、お父さんが小さい娘をシューティングレンジに連れていって撃たせたりしているんです。

そろばん教室に行くのと同じように、射撃教室があるんですよね。彼らの理論は、「悪い奴を止めるには、これしかないから。なければ命が守れない」と。

春日 そのレンジ、親子の絆を築くのには結構いいかもね。

平山 そうだよね。だから、息子が免許を取れる年齢になると、親父がショットガンではなくライフルをあげることがあるみたい。それで狩りに連れて行く。

『平気でうそをつく人たち』（M・スコット・ペック、草思社）という本に出てくる親ってのがいて、次男にライフルを誕生日プレゼントであげるんだけど、そのライフルは兄貴が自殺するときに使ったもの。新品だと嘘をついてプレゼントされて次男は「『お前も死ね』ということなのかな……」と病んでいく、なんていうこともある。親父は「だってお金がないんだよ」とカウンセラーに狂った言い訳をしてさ。

春日 その微妙な〝端折り方〟がいいよね。

平山 自殺に使ったライフルを、よくまだ持っていますよね。それはそれとして、「次男にあげよう」と思っていたんだろうね。となると、やっぱりこの親父も、生活実感が元となる真理としてはダメな部分がありそう。

春日 そうだねえ。生活実感から微妙にズレると、たとえば、親父と息子が同じブリーフを共有している、とかもそうだね。合理的にはアリだから。

平山 普通は絶対にしないですよね。まず「なぜ？」と聞きますよ。

春日 聞かれたほうは、「え、なにが『なぜ』なの？」と言うよ。

平山 そうそう。「別にいいよね」と。「親父のフェンディのシャツを着ているんだ」と言うならわかるけど、パンツは、ね。「親父と同じ歯ブラシを使っているんだ。1本で事足りるでしょう？」というのも同じですね。口腔衛生上から見ても考えものだよな。かと思えば、潔癖が過度になっても困るじゃないですか。「お父さんの下着とは同じ洗濯機で洗わないで」とか、「お父さんが食べた食器を洗ったスポンジで、私のお皿を洗わないで」とか。生活体系への信頼が、ゼロか100か、になるのは困る。ということを考えると、サイコパスの家庭は、機能不全的な部分があるのかもしれない。

春日 たぶんね。

平山 たとえば、親父が「明日はバーベキューか登山に行こうと」と言っていたけど、その前日に子どもが怪我をしてしまった。
そういうときに、「大丈夫か。これからは怪我に注意しながら遊びなさい」とは言わないんですよね。「なぜ怪我なんかするんだ。明日、行けないじゃないか」となる。
それでしょうがないから隣の家の子を連れていって、なんとか人数だけを合わせる、と。
「4人分予約したから、ちゃんと4人にしなければ」と。
こう言うと、発達障害やアスペルガー症候群ともかぶるような気もするけど、その辺とは違いますよね。

春日 発達障害と呼ばれる人たちがいるのはたしかだよね。過度に理屈っぽくて、生活実感を飛ばしがちで、空気が読めない、という人たちが。
それが脳の障害ならばサイコパスとかぶる部分はあり得るかもしれないけど、発達障害の人は、「社会に適応したい」というベクトルは持っているよね。

平山 だから適応できないことに苦しむ。

春日 そうそう。

平山 サイコパスは「教壇に立ちたいタイプ」で、アスペの人は「後ろの席で黙って座っていたいタイプ」であり、「ちゃんと自分も班に入れてほしいタイプ」だと思う。そういうところ、ないですか?

春日 あるね。

平山 支配者側に回るのが、サイコパス。だって、「俺、サイコパスなんだよ……」と悩んでいる姿はあんまり見たことないですしね。

春日 精神科や心療内科にかかるサイコパスっていないですよね?

平山 いないね。悩まないから。

春日 サイコパスはきっと、〝指摘される病気〟なんだよね。自分で自覚することはないと思う。常に他者からの指摘によって暴露される。

平山 もし精神科にかかるなら、たとえば不眠症で来て、よく話を聞いたら、「おまえ、それって……」と気づく。

「不眠で辛いんです」「どうしてですか?」「お袋が夜中にうるさくて眠れないからです」「どうしてうるさいんですか?」「階段を踏み外して、骨が折れたんでしょうね、それで〝足が痛い〟とずっと言っていて。それでうるさくてかなわないんですよ」で、薬をもらって寝ることが、彼にとっての解決方法で。

お袋を医者に連れて行くという発想にはならずに、ね。そういうことを周りに糾弾されるんだろうね。でも本人は「俺は慈悲深く、人のために働くことが好きなのに」と思っているタイプもいそうで怖い。

春日 自己評価がグチャグチャな可能性はある。

平山 「俺は昔から誤解されやすいんだよね」くらいに思っていそう。

春日 たしかに「誤解されやすい」とは言いそうだね。

平山 ちょっと笑みを浮かべながら、「俺、わりとずけずけものを言っちゃうから、誤解されるんだよね」とか言いそう。

凶悪事件の主犯に見え隠れするサイコパス性

平山 あと先生にお聞きしたいのが、サイコパスって〝新しいもの好き〟という面はないですかね？　たとえば、最新のアイフォンが出たらいち早く買ったり。でもそれも、相手をコントロールしやすくするための、単なるトロフィーの可能性もあるけど。

春日 そうだね、そっちのほうだろうね。

平山 話す内容も、豪華なことを言うんですよね。「日本に来るときは必ずファーストクラスに乗るぜ」とか。そうすると聞いたほうも、「この人はすごい人なんじゃないのか」と思ってしまう。

俺なんて特に、思慮深そうにしているけど浅はかだから、だまされそう。あとさ、駆け引きのようなものが上手いんですよね。こちらに乗るか乗らないような絶妙な立ち位置できて、「あ、そう、わかった。じゃあまたね」なんて言われると、「あれ、俺、マズイこと言っちゃったかな」と思ってしまう。

だから恋愛が上手いのもわかるよ。相手が針を飲みこんだのか、それとも唇に引っかかっているだけなのか、ちゃんとわかっている。針が唇辺りだと引かないんですよね。ちゃんと針をゴックンしたのを見計らって、一気に引き上げる。淡い期待なんかは抱かず、冷静に見て、「はい、ゴックンしたね」という瞬間にやる、と。

春日 そうだね。ちゃんと見据えている。

平山 実行犯ではないのに死刑判決を受けた、北九州監禁殺人事件の主犯の松永太もサイコパスでしょう。尼崎連続変死事件の主犯格の角田《すみだ》美代子もそうですよね。

あとは、ブリーダーをやっていた埼玉愛犬家連続殺人事件の関根元も、言動自体がわかりやすいサイコパスですよね。

そういえば角田美代子も関根元って、ふたりとも獄中で死んでいますね（*5）。角田は自殺、関根は心臓発作だと報道されているけど。

春日 しかし、関根元に関連していえば、質の悪いブリーダーという臭いがプンプンしてたよね。

平山 本当に質の悪いブリーダーは、小さなチワワに何十匹も生ませて、そうすると頭蓋骨の骨の数が足りないとか、奇形も出てくるんですよね。それでも、どんどん売っちゃう。

春日 売っちゃうか、バンバン殺すか。

平山 もうダメな犬は踏んで殺したり。「生き物を売る」という時点で、倫理が外れているんだと思う。かわいそうだと思ってしまうとできない商売ですからね。だって、犬は1年もすれば成犬になってどんどん大きくなるし、それで売れ残っても、手元にずっと置いておくわけにはいかないですからね。だから必ず、殺すか、安く叩き売るか、原っぱで放すか、のいずれかをしないといけない。

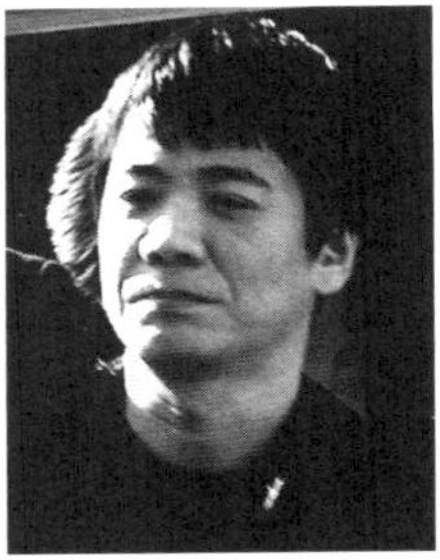

北九州監禁殺人事件の主犯・松永太

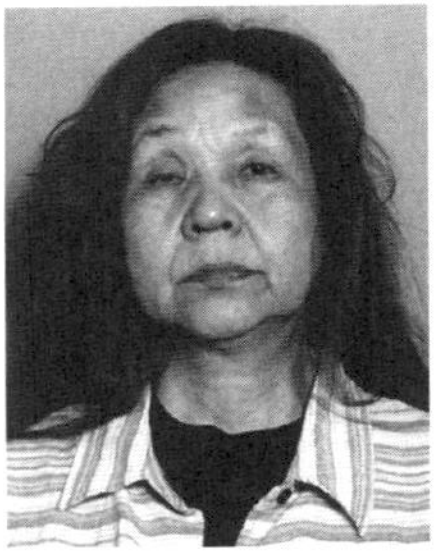

尼崎事件の主犯・角田美代子

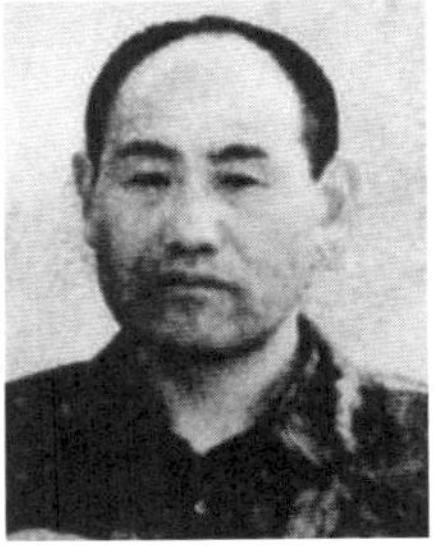

埼玉愛犬家連続殺人事件の関根元

春日 そういう現実を、ブリーダーは言わないもんね。

平山 開示すべきですよね。殺処分数も2016年時点でまだ5万匹もいる。ガス室でボタンを押しているおっさんたちがかわいそうだよ。市役所に入って、その部署に回されてさ。犬好きだと相当辛いよ。

春日 俺、死刑執行のボタンなら平気だけど、犬の殺処分のボタン押すのは嫌だな。

平山 嫌でしょう。「キューン、キューン」と鳴いているんだぜ？

春日 かわいそうだと思って、何十匹も飼っている奴いるじゃない。

平山 いるいる。でも、どうしようもなくなることもある。多頭飼いでめちゃくちゃな育てられ方をして、ご飯も食べさせてもらえない状況だとさ。

春日 共食いするんだよね。

平山 そう！　共食いし始めるんだよ。不思議なことに、オオカミの野生の部分が出てくるみたい。チワワやパグなんて、バリバリ食われちゃう。NPO団体の人に聞いたことがあるけど、相当ひどい扱いをされた犬でも、ケアをすると人間に対しての信頼感は戻ってくるんだってさ。でも、共食いをした犬は攻撃性が強くなって、「狂ってしまうんです。あれはもうダメです」と。

人間も、人間を食うと〝一線を超えた〟感じがするけど、それと同じなのかな。

ロシアは民族的にサイコパスが多い？

平山 そうだ、人食いといえば、ロシアで素晴らしい事件がありましたね。2017年9月に人肉食をしていた夫婦が逮捕された事件（＊6）。少なくとも30人の被害者がいると報道されたね。人を食う精神状態って、先生はどう思います？

春日 呪術的な話なら、ある程度わかるけどね。

平山 夫婦が住んでいたのはクラスノダール地方という場所だそうだけど、飢饉時の残滓みたいなのがまだあったのかな、とも思ってしまう。あとは、俺たちが大好きな『ハンニバル』ゆかりの地でもあるしね。だからロシアの一部って、「奴ら、食っているな」というイメージはありますよね。

春日 ロシア人は人を食えるし、高いところから落ちても平気、と。

平山 あと、車で何度轢いても死なないし、入浴剤も飲める（＊7）、と。カッコイイよね。民族的にサイコパスが多かったりするんですかね？

春日 いても目立たないだけじゃない？　その分、天才度も高そう。〝世界一〟がよく現れるし。

平山 人肉食で興味があるのが、「最初に食べようと思った動機」と、「それがどんなシチュエーションで、どんな印象だったのか」だね。

ロシアの夫婦は、あんなに食っているんだから、「たまたま腹が減っていて、誰でもよかった」というシンプルな動機かもしれないけど、パリ人肉食事件の犯人の佐川一政こと佐川クンとはちょっと違うような気がする。佐川クンは「彼女を自分の中に取り込みたい」といった情愛殺人のような感じがするけど、夫婦は、「単に腹が減っていて。人間ならお金もかからないしね」という感じ。

春日 どうだろう。妄想に基づいているとしたら、いろいろ奇異な言動が出てきそうだな。

平山 そうか、精神疾患が顕著になると、周囲にバレちゃいますもんね。

春日 そうだよね。

平山 1999年からやり始めていたそうだけど、「一度に一気に」ではなく、10年以上も時間をかけて連続性を持っていたとなると、社会とは上手くやっていないとできないことですもんね。聞くところによると、他人が夫婦の家に入ろうとすると、泣きわめいたりしていたそうだよ。自宅は、軍の宿舎のようなところだったそうで。で、同僚が部屋に入ると、中からすごい臭いがしていた、と。

春日 臭いはしそうだよね。毛穴に染み込みそうな悪臭が。

平山 何か、社会生活と人食いの間に、〝スイッチ〟があったのかしら。〝スイッチ〟という観点では、1997年に起きた東電OL殺人事件はどうですかね。日中は東京電力初の女性管理職で、夜はたちんぼをしていた。その夜の彼女は、〝正常〟ではないのかな。

春日 まあ、普通とは言えないもんなあ。

平山 彼女も〝スイッチ〟でコントロールしていたのかしら。

春日 そういった負のものを背負うという行為が、快感や勝利感につながっていたんでしょう。

平山 彼女のなかでは、「初の管理職」「成功者」「エリート」「高学歴」という肩書きは、自分自身を認めるには、満足を得るには足りなかったんでしょうね。

春日 「秘密を持ちたかった」というのはあるだろうね。

平山 彼女は最初は五反田の風俗店に所属していたけど、おそらく、頭がいいから学習した結果、フリーのたちんぼを選択したんだと思う。

なんだろう、実験としてやっていたのかな。俺たちは、売春するからには、「相当な切実さや、よほど人生辛い目に遭っているからやっている」と思わずにはいられないでしょう？　でも、もしも本人はそうではなく、超私的な社会実験のつもりでやっていたとすると、闇はさらに深い。

春日 しかしまあ、「あえて最低のところに身を置いてみたい」という行為には、何かあるかもね。大企業の社長がSM嬢のところで奴隷役になって遊ぶのと同じようなものが。

平山 なるほど、そういうのありますよね。

春日 格差が大きいほど、楽しいんだと思う。

平山 彼女にとって、「お金をとってセックスさせる」ことが、「なにが悪いの？」ということになっていたのかもしれない。「私はもう40歳も近いし、独身で裏切る相手もいないし、なにが悪いの？」と。

春日 被害者はいないしね。

平山 「自分の身体で対価をもらうなら、昼間の仕事と同じでしょう？」と。俺たちってすぐに「身体を売る＝可哀相な背景がある」となってしまうでしょう。「吉原遊女的なものがあってほしい」と。だけど、もっとたくましかったのかもしれないですよね。事件はまだ未解決なんだよね。捕まったネパール人男性も無罪だったし。

春日 うん、そうだね。

平山 ということは、犯人が、いまだに大手を振ってのうのうと生きている可能性があるんだよね。東京って、怖いねー！

春日 しかし、作家の佐野眞一さんのノンフィクション『東電ＯＬ殺人事件』（新潮社）はひどかったね。

平山　どこがひどかったですか？

春日　結局、解決つかない内容に終始していて、「あの踏切が、どこそこの風景に似ている……」とかばかり。一時期、「事件現場を訪れてその風景を書く」という、印象オンリーのルポが流行ったでしょう。そういう感じ。

平山　やっぱり、登れない山はあるんだよね。それをわかって書くべきだよ。発売したのが、ネットが一般にあまり普及していない時代だったからよかったんだよ。今なら、「ここも違う」「これも違う」と検証されてしまうからね。
佐野さんと同じように、〝知の巨人〟こと作家の立花隆さんも、今の時代には厳しいと思う。いろいろとケレン味たっぷりなことをガンガン言っていたでしょう。当時は真剣に読んでいた俺がいるからね。彼の『速読術』を読んで、「俺も5分で本を読むためには、目を斜めに動かして……」とやって、チカチカして倒れそうになって、「もう俺はダメだぁ！」となってた俺は、いったいなんだったんだ、と。

脳科学という怪しい世界

平山 立花さんも〝脳系〟な話題が多かったけど、脳といえば脳機能学者とかは、どうなんですか？

春日 全然インチキでしょう。

平山 やっぱりそうですよね。インチキ臭いですよね。

脳って今も未開発の分野で、完全にはわかっていないから、何を言ってもいいんですよね。

春日先生の分野の場合、常にバージョンアップされるし、上書きされることをわかって話しているでしょう。

でもああいう人たちって、占い師と同じで常に断定してきますよね。それはおかしいでしょう。

たとえば、脳の血流については判明しているけど、感情や精神、意識はどうなの、と。特に精神と意識に関しては、まだアマゾンの一本道程度のことがわかっているくらいで、そこになにが生きているとかのレベルまではわかっていないでしょう。そんな分野で断定なんて、普通は絶対できませんよ。だから[redacted]さんとかは有名だけど、確信犯的に、「まあいいや。とりあえず今ここに森があるからさ」と言って、説を出しているような気がする。春日先生はいろいろな物を読んでいるし、なにしろ実体験者で大変な人数を診ているんだから、相当なものですよ。じゃあ[redacted]さんを始めとする人たちはどうなのか。どれだけの時間にどういった研究をしたのか。論文のことばかり言われてもわからないよ。ちゃんとした実績が社会に還元されたフィードバックでないかぎり、彼らの言うことは啖《たん》呵売《かばい》のようなものだよね。

春日　だから、ビギナー向けに煙に巻くのにはいいのかもしれない。普通は、そういうのものを正す本を出さなきゃね。

平山　中野さんの『サイコパス』では、いちばん肝心なことを言っていない気がする。「サイコパスとはなんぞや」ということをはっきり書いていない。彼女の印象論でしかない。まあ、それはそれで難しいことなんだろうけど、素人としては期待しちゃう。

春日　印象論で、ついでに「脳は単なる機械」だと。機械だから、「ここが壊れています」とか、そういう言い方しかしていない。

平山　機械であるとするとなれば、意識や魂はどうなっているの？　ということになるけど。

春日 そういうところは答えない。

平山 それもおかしいですよね。俺はいつも、「生命はなぜ生まれながらにして電気を帯びているのか」を不思議に思っているんですよ。電気をなくした人間は1ミリも動けず生きていけないし、心臓の鼓動も電気で動いている。その〝電気〟って、なんなの？ どういう風になっているの？ と。どうしてそれが疑問に思うのかというと、俺は生き方ややり方のバランスがよくない、そつだらけの人間なの。

一方で、非常にスマートに効率良く、上手くやる人もいるでしょう。そうした違いが生まれる原因は、脳の電荷の使い方にあるのでは？ と思ってるわけですよ。

直流で動かす人がいれば、並列で動かす人もいる、さらには時と場合で直流と並列を使い分ける人もいる。分電盤がいくつもあって配電盤もちゃんとしている人がいる一方、俺の分電盤はひとつしかないから、脳の中の電気の作用が大きくなってしまって、すごく負担がかかる。

具体的に言うと、春日先生は相手の顔を見て感情を読み解くことができるでしょうけど、俺はほぼ直感なんです。「こいつは今、俺のことを憎んでいるな」と。表情を見る以前に、表情が見えない暗い場所でもわかったりする。「こいつは俺に敬意を持っている」とか、「殴りかかろうとしている」とか、暗い場所でも感じることがある。その現象を俺は、ある種の〝電気〟なんじゃないかなと思っているんです。あまりにも「電気が、電気が」って言うとおかしな人になるからあまり言いたくないんですけどね。

あとさ、何人かでアイデアを出し合う会議をしているとき、ネガティブな奴がいたり、その人数が多いと、やっぱりその会議は上手くいかないじゃない。発想が活性化しなくなっている。そこにはやっぱり、なにかあるんじゃないのかなと思う。

そうした疑問が、次の時代の〝脳〟や〝意識〟を考えるうえでのキーワードになるのかなと思っているときに、「脳は機械でしかない」と言われると、「はあ?」となりますよね。

だから脳学者系は、納得できないものばかり。「アハ体験」とかさ。まあそれは、筆者が信頼を置けないというのも大きいけど。

春日 まあね(笑)。だいたいツイッターでペラペラ喋るのも、ね。

ツイッターが盛んな学者繋がりだと、精神科医の●●●●さんがネット上で話題になっているけど、彼女は年を取り損ねた感じだなあ。余計なお世話って言われそうだけど。

それなりに年をとったらなんとなく切り替えなくちゃいけない、いつまでも〝●●ちゃん〟でやっていくわけにはいかないし、書くものも多少は雰囲気を変えていかないとマズイだろうけど、その辺を上手く乗り越えられなかったんだろうね。

平山　じゃあ、子役がグネったのと同じだ。
春日　そうそう。
平山　〝[redacted]さん〟にすれば良かったけど、ならなかったんですね。
春日　だから彼女は今、結構辛いと思うよ。
平山　自分の精神状態を客観視するのは難しいんですか？
春日　難しいんじゃないかな。
平山　でも薬の知識はあるから、いろいろと飲んだりはできるでしょう？
春日　まあね。
平山　「今の私にはこれがいるわ」と言って飲む、と。精神科医が「私、おかしいな」と思ったとき、自分で心理テストを利用できるものなんですか？
春日　無理だね。もし彼女が、今の彼女自身とそっくりな人を診察したとしたら、「まずはツイッターを止めなさい」といったことを言うはずだよ。
でも実際の彼女は絶対に止めないあたり、もうわからなくなっているよね。普通はちょっと大人しくして、顔を洗って出直すけど。でも、彼女が本名で心理学系の雑誌に書いているのをたまに読むと、それはちゃんとしているんだよね。だから、今の段階も壊れているわけではないと思うんだけど。

平山 じゃあ、いまだに〝●●ちゃん〟として演技しているということなのかな。

春日 その演技が上手くいかなかった。

平山 結構やっかいですね。

春日 うん、こじらせているね。

平山 あそこまでイメージが悪くなっちゃうと、なかなか使いづらくなる。でも、〝まともなほう〟が機能しているとすれば、二重帳簿のつけ方をちょっと間違えたレベルなのかな。

春日 そうね。今まで、どこにいっても、拡大再生産のような形でそれなりにうまくやってきたじゃない。だって、たとえ中身がからっぽだとしても、本を1冊書くのって大変だよ？

平山 それはそうですよね。じゃあ、松居一代とかはどうです？

春日 松居さんも、さっき言った●●さんに近いところがある。あれも年の取り損ねだなあ。だいたい、60歳前後で暴走的になる。

平山 どんな人でも、老境とのシフトチェンジの時期が来るんですか？

春日 シフトチェンジ、まさにそれ。

平山 俺もあと4年後に来るから、覚悟しておこう。そういう意味では、沢田研二はいいよね。絶世の色男だったジュリーが、今は〝あんなジュリー〟になったわけだから。上手く捨てることができて、楽になったんだろうね。

春日 郷ひろみよりは、ジュリーのほうが健全な感じがするね。

平山 郷ひろみは、いつまでも〝あのまま〟でいなくちゃいけないですからね。要は、どこかで決めるんだと思う。アイドルは、実は頭が悪い人は売れないんですよね。頭の良い人たちがしっかりアイドルをやるんだけど、フリフリパンツを履いてあぶく銭を稼いで、どこかの段階で「自分は世間のおもちゃになっているんだ」と自覚する。そのうえで、「徹底的にやりますよ」と。

春日 で、年を重ねて40歳、50歳となったとき、シフトチェンジするために司会業をやり始めたり、職種をリクルートしていくわけ。上手く行けば俳優にリクルートするけど、ヒロミGOはずっとアイドルのままでいくんでしょうね。すごいですよね、でもキツイと思いますよ。オードリー・ヘプバーンだって途中で表に出てこなくなりましたよね。

春日 そうだね、しわしわになったもんね。

平山 芸能界はやっぱり、サイコパスが多いと思います？

春日 めちゃくちゃ多いと思う。サイコパスやパーソナリティ障害が生きていきやすい場所だと思う。芸能界と風俗業界とアーティストの世界、あとは暴力団。

平山 警察はどうですか？

春日 警察も半分暴力団じゃない？

平山　そうですね。「メンツをかけて」は同じだからね。そしたら裁判官にもいそう。

春日　裁判官は絶対にいるよ。特に地方裁判所に多いんじゃないかな。

平山　絶対いますよ。

春日　とんでもないサイコパスだと、意外と組織のなかに上手くはまると、具合よくやれるから。警察、自衛隊なんかはそうだろうね。

平山　部下には鬼のようだけど、上には「わかりました！」なんてやるようなタイプ。

春日　規律正しいところは、もどかしい奴をちゃんと仕立て直してくれるからね。

平山　狂っている暇がないから、案外いい場所なんでしょう？　朝6時に起こされて点呼して、ピシッとやって、走らされてクタクタになって寝ているとさ。

春日　そうそう。ある意味健康的なわけだし。だから、自衛隊を除隊して急に自由になると、発病する奴がときどきいる。

平山　そういう組織にサイコパスがいたからといっても、目覚ましい活躍をするわけではないんでしょう？

春日　まあね。個人云々よりも、人数が揃っていることのほうに価値がある世界だからね。

平山　そうですよね。弁当の米粒と一緒ですもんね。一粒一粒には意味がなくても、いっぱい詰まっていると、いい。

座間9遺体事件について

2017年10月31日、神奈川県座間市内のアパートの一室から9人（女性8人・男性1人）の遺体が発見され、白石隆浩容疑者（27）が逮捕された。連日ワイドショーでも報じられたので、事件の詳細は省くが、本書では追記という形で、著者ふたりの見解を掲載した。事件に関する情報は錯綜しているため、あくまでも現時点（2017年11月中旬）における見解であることをお断りしておく。

「とんでもない奴ですねえ」――春日武彦

本文のゲラが上がってくる頃合いで、「座間9遺体事件」が大きく報道された。この文章を綴っている現在も、白石隆浩容疑者についてさまざまな情報が乱れ飛んでいる。サイコパスについて論じた本書で、急遽この事件についても触れて欲しいといった意向が版元から寄せられた。立場上、ある意味当然の話なのかもしれない。

しかしわたしは現時点においてコメントをする気はない。

宮﨑勤事件が一区切りついた3ヶ月後の1989年11月、『幼女連続殺人事件を読む』（都市フォークロアの会・篇、JICC出版局）というブックレットが発行された。

事件に関する報道内容や資料とともに、今田勇子の正体や犯人像についてリアルタイムに「識者」が語ったその「迷推理」や「意見」「論評」がそのまま掲載されているパートがある。心理学者、精神科医、犯罪社会学者、推理作家、文章心理学の専門家、国語学者、易者、ルポライターなどが的外れな言説を垂れ流し、その醜悪（あるいは滑稽？　無残？）さが曝されていた。バカか、こいつらは――そう思った。少なくともこのブックレットが刊行された後では、もはや恥ずかしくて人前では発言できまい、と。だが彼らは恥じもしなかったし反省もしなかった。今ではその多くが死去し、おそらく顔を赤らめつつあの世で今田勇子（宮﨑勤）と出会っているのではないか。

バカか、こいつらは、と思った以上、わたしが同じことをする筈がないではないか。情報は揃っていないし、容疑者についてのイメージすらあやふやな段階である。無理にでも当方がコメントするとしたら、「とんでもない奴ですねえ」の一言のみである。もしも本書を読みながら精神科医の見解やら絵解きを期待していた読者がいたとしたら、そのような単純素朴な人はサイコパスの餌食になりやすいから気をつけてくださいと助言申し上げたい。以上、追記させていただいた。

見え隠れする杜撰さは稚拙な雑民の犯行ゆえか——平山夢明

あの部屋で約2ヶ月という短期間に9人を殺害したと供述しているらしいが、いくらなんでも無理があるような気がしている。夫婦喧嘩の声ですら筒抜けになりそうなあのアパートで果たして近隣に気づかれずにそのようなことが可能なのか。特に男性被害者は不審に思って白石宅を訪れているのだから、そう容易く殺害されるわけはないだろう。また遺体の腐敗臭は相当特殊で、一度嗅ぐと忘れられないレベルだ。

すると、どこか他に殺し場、処置場があった可能性も考えられまいか。白石宅は、〝廃材置き場〟のような役割だったのではないか。また協力者のいる可能性も捨てきれない。ただ、それは臓器売買のような〝プロ〟ではなく、過去の「闇サイト殺人事件」のように、稚拙な雑民同士が寄りかたまって殺人工場を目指し、挫折した、そんな杜撰さもうかがえる。プロならば海洋に破棄するなど、手段はいくらでもあるのだから。

頭部をそのままクーラーボックスに保存していたことについて、識者が「コレクション癖」だと指摘しがちだが、個人的には白石からはそういったフェティシズムを感じ取ることができない。ただ、数人を言葉で上手く〈罠〉へと誘導していた点については、サイコパス要素が強いような気がするのは確かだ。

海外シリアルキーらに例えるなら、テッド・バンディのような頭脳明晰タイプではなく、ジェフリー・ダーマーのような雑なネクロフェチなのかもしれない。

警察はすでに洗い出しにかかっているだろうが、共犯者がいるとなればネット、スマホでの通話、アクセス記録、また銀行口座の出入金記録が重要となろう。

また過去に白石が居住した部屋やそれに準ずる場所の下水管、排水口への、ルミノール反応などを駆使した徹底捜査も不可避だ。それと彼自身の生育歴の洗い出しとともに、白石の周辺で発生した転落死、水死、事故、自殺などを彼が幼少期のころまで遡って再調査することも必要だろう。

話は逸れるが、覚えておいてほしいのが、「自殺したい者＝自分を殺したい者」であり、そこには素人が安易に踏み込めない領域がある。多分に同情すべき事例もあろうが時にそれが「自分を殺したい＝他人を殺してもいい」に変化し、他者を道連れにする形での暴発の可能性は往々にしてある。

また自殺志願者を装ってターゲットを漁る殺人マニアは確実に存在する。白石は今回、自らも「自殺志願者」を標榜してSNSにいたが、自殺志願の人は見ず知らずの男に接触するのではなく、「いのちの電話」に連絡することを、おすすめする。

【注】

＊１＝２０１７年10月1日、ラスベガスで発生した銃乱射事件が犠牲者59人（容疑者１人を含む）と史上最悪の被害となったが、近年で数多くの銃乱射事件が発生している。２０００年代に多数の犠牲者を出したアメリカの主な銃乱射事件は次のとおり。２００７年４月16日、バージニア工科大学で発生した「バージニア工科大学銃乱射事件」（犠牲者33人※容疑者１人を含む）、２０１２年12月14日、コネチカット州のサンディフック小学校で発生した「サンディフック小学校銃乱射事件」（犠牲者26人）、２０１６年６月12日未明、フロリダ州オーランドのナイトクラブで発生した「フロリダ銃乱射事件」（犠牲者50人※容疑者１人を含む）、２０１７年11月５日、テキサス州の教会で起きた「テキサス教会銃乱射事件」（犠牲者27人※容疑者１人を含む）。

＊２＝１９９９年４月20日、アメリカ・コロラド州のコロンバイン高校の生徒エリック・ハリスとディラン・クレボルドが銃を乱射し、12人の生徒と1人の教師を射殺した「コロンバイン高校銃乱射事件」（エリック・ハリスとディラン・クレボルドは自殺）。事件後の検死の結果、エリックの遺体からフルボキサミンの成分が大量に検出された。エリックはＳＳＲＩ系の抗うつ薬「ルボックス」を服用していたことが明らかになっている。ＳＳＲＩ系の抗うつ薬は24歳以下の若者が服用した場合、攻撃性が増すなどの副作用が報告されており、本事件との関連が疑われ

た。被害者遺族はルボックスの販売会社を告訴するも、ルボックスの服用と事件との因果関係は証明されなかった。「週刊新潮」（２００９年５月28日号）によれば、附属池田小事件の犯人で２００４年９月に死刑が執行された宅間守もＳＳＲＩ系の抗うつ薬「パキシル」を服用していたとされる。

＊３＝２００６年３月20日午後１時ごろ、川崎市多摩区のマンション脇の芝生の上にマンションの14階に住む男児（当時９歳）が倒れているのが発見された。男児は心臓破裂でまもなく死亡した。また同月29日、同じマンションで清掃中の女性作業員が男に15階へと連れていかれ、突き倒される事件が発生した。のちにマンションの防犯ビデオに男児の転落直前に男が一緒に映っていることが判明。そして、４月１日、川崎市内の無職の男（当時41歳）が捜査本部に出頭し、逮捕された。男には精神病院への通院歴があった。

＊４＝１９９９年７月23日、午前11時23分、羽田空港を離陸した全日本空輸61便（新千歳空港行き・乗員14人、乗客５０３人）が搭乗していた男（当時28歳）によってハイジャックされた。男は包丁を持ち、コックピット内に侵入すると副操縦士らを追い出し、機長に横須賀、そして伊豆大島方面へ行くよう指示。さらには、男は機長を包丁で刺したのち、自ら操縦席に座り操縦し、

危険な飛行を続けた。だが、同機に非番で乗り合わせていた機長、副操縦士、乗客ら数名が隙をついてコックピットに突入し、男を取り押さえた。だが、男に刺された機長は機内で死亡が確認された。事件後、男には事件前年の春ごろから精神科への通院歴があり、ＳＳＲＩ系の抗うつ薬パキシルやルボックスなどが処方されていたことが判明している。精神鑑定は二度行なわれ、「アスペルガー障害」、「抗うつ薬による影響」との鑑定が出るも、刑事責任能力は否定されず、２００５年３月、男の無期懲役が確定している。

＊５＝角田美代子は、２０１２年12月12日午前６時ごろ、兵庫県警本部の留置所にて自殺しているのが発見された。病院に搬送されるも、死亡が確認された。享年64。関根元は、２０１７年３月27日、収監されていた東京拘置所で病死。２０１６年11月に心臓発作で倒れ、治療を続けていたという。死因は多臓器不全だった。享年75。

＊６＝２０１７年９月25日、ロシア南部南部クラスノダール地方で複数の被害者を殺害して遺体の一部を食べていたとして、35歳の男とその妻（42歳）が警察に逮捕された。路上に落ちていた携帯電話から、バラバラにされた女性の遺体の前で自撮りした男の写真が見つかった。携帯電話を拾った人物は捜査当局に通報し、事件が発覚した。警察が夫婦の自宅を捜索すると、瓶

詰めや塩漬け、冷凍保存された多数の遺体が発見された。さらに、遺体には食べられた形跡もあった。捜査当局の調べによれば、１９９９年以来、30人もの人々が殺害された可能性もあるとしている。

＊7＝２０１６年12月、ロシア東シベリア・イルクーツクで、酒代わりに飲まれていた入浴剤で中毒者が続出し、70人以上が死亡。ロシアではソ連時代からアルコールの過剰摂取が深刻な社会問題となっており、プーチン政権発足後も数々の措置を取ってきたが、今なお２０００万人以上が密造酒や化粧品など法規制の枠外のアルコールを飲んでいるとされる。

第5章

サイコパスとの付き合い方

「話せば通ずる」という幻想は捨てるしかない

平山 世間には、〝純粋なサイコパス〟ではなく、いわゆる〝欠陥サイコパス〟の数は多いと思うけど、奴らと上手く付き合ったりやり過ごすには、先生ならどうしますか？

春日 俺たちは「話せば通ずる」という幻想を持っちゃうから、その幻想を捨てるしかない。

平山 そうですよね。いちばんいいのは、抽象画を見るような感じでいるのが丁度いいですよね。無理に理解しようと思うから困るのであって。

春日 話が通じないと、こっちが悪いんじゃないかと悩んじゃうから、それも捨てることだね。

平山 そういう奴ら2、3人と付き合ってると、パターンがわかりますよね。たとえば、「キレさせちゃったかな？」というやりとりがあっても、不思議なことに奴はキレていなくて、また連絡がある。奴が、俺に利用価値があると思えば、連絡がくるわけ。信頼や情で繋がっている関係ではないからね。

春日 そうね。人と向き合うとき、ふたつの立場があってさ。ひとつは「個別性の尊重」、もうひとつは相手をパターンでざっくり捉えること。そのふたつをうまくバランス取って向き合うんです。

ところが、クレーマーやサイコパスとか、毒々しい奴らが来ると、あまりの個性の強さに圧倒されて、「個別性を尊重する」ことしか頭になくなっちゃう。そうすると、「次はなんて言おう」とか「どういう風に振舞おう」とか、わけがわからなくなってしまう。ところが場慣れしていると、相手を〝個人〟とは見ずに、〝パターン〟としか見ないようになる。そうすると、「こんな奴、昔も似たのに会ったことがあるな」となるじゃない。わかりやすく言うと、「個別性尊重」は料理でいえばアラカルトで、「パターンで見る」のは定食で。サイコパスに会ったら、「あ、彼はB定食毒入り」みたいにね。

だから、いろいろなパターンを自分のなかに持つことが必要。そうすると、「また似たような奴が来た」というときに、手持ちのパターンの輪郭がより濃くなる。その辺りに楽しみを見出だせるかどうかが、重要だと思う。

だから、昆虫採集と同じ感覚だよ。「ちょっと噛まれて腫れちゃったけど、なるほどこれがヒアリというものか」と。「俺は標本を集めているんだ」という見方をしていたほうがいいと思う。

サイコパス的人物を相手にするときには「個別性の尊重」モードに行かないほうがいいんだけど、今の自分が「個別性の尊重」か「パターンで見る」か、どちらに軸足を置いているかわからないこともある。わからなくならないために、必ず自問自答する癖をつけないとね。

平山 それはありますよね。

春日 しかも、元々の性格が、個別性尊重のほうにシフトする人と、パターンで見るほうにシフトする人に分かれるから、補正も加えなきゃいけない。

平山 あまり自分の感情を乗せて付き合わないことが大事ですよね。その点サイコパスの奴は、基本的に自分の内面の話はしないよね。ただ、こちらが喜びそうな情報は出してくるよ。「誰と会って、これをやって、こんな家に住んで」と、いろいろなことは言うけど、じゃあ「修学旅行に行ったときはこうでさあ」「親父と釣りに行ったときにさあ」みたいな話はないですね。

春日 ないね。内面的な「ふくよかさ」が感じられない。

平山 だから、奴の印象を思い返しても、頭のなかに、写真1、2枚分くらいしか残らない。それも、「ものすごく喜んでいる。笑っている写真」ではない。表情も豊かではない気がする。

春日 そんな気はするね。

平山 黙って聞いているか聞いていないような顔と、あとは、多少のわがままくらい。それに、目を見て話しているようで、こちらを見ていない。アイコンタクトと喋っている内容が、リンクしていないんだよね。

春日 そうだね。そういうところは微妙な違和感で気づくんだよね。

平山 ある意味では聞き上手だから、俺なんかが喋っていると、「はいはい」と聞いているじゃないですか。「ああ、ここまではわかってくれているな」と、こちらもエピソードの出し方に緩急がつくじゃないですか。でも、そうやってこちらが相手に慣れると、急に戦略を変えてきやがったりするんだよ。

春日 「平山君」と呼んでいたのを、急に「夢ちゃん」と変えてきたりする。かといって、「夢ちゃん、一緒に飲みに行こうよ」というのはない。いつでも「忙しい」か「予定が入っている」か。この場の打ち合わせだけで、ハイ終わり。

平山 まあ、ふたりきりになってもそう喋ることもないんだけどね。

春日 そうだよね。

平山 たとえば、「春日先生にはこんな話をしたら面白がるかな」とかあるでしょう。でも奴は、なにを喋ったら面白がるのか、よくわからないんだよね。銭の話は喜ぶだろうけど、いつも銭の話が転がっているわけじゃないしね。

春日 〝無意味な話〟はできないよね。

平山 そう。無意味な話をすると、あからさまに不満げなんだよね。

FBI心理分析官「ロバート・K・レスラー」の知られざる一面

平山　そうだ、これはちょっと言いにくい話なんですけど。ロバート・K・レスラー（＊1）に初めて会ったとき、「もしかしたら、こいつはおかしいんじゃないか」と思ったことがあって。2013年に亡くなっていて、故人を悪く言いたくないんですけど。

酒鬼薔薇事件があった時期で、『週刊プレイボーイ』の企画で彼が来日していたの。そのとき、「平山も事件に詳しいだろう？　飲みに来いよ」と編集部に誘われて、俺はレスラーにめちゃくちゃいろいろなことを聞いたんですよ。そしたら、「なぜこいつはこんなに詳しいんだ」となって、レスラーと仲良くなって。

レスラーは魅力的な人間だったし、仲良くなれたのが嬉しくて、「今度、ストーカーについて取材させてください」と言うと、「アメリカに来ればいいじゃないか」と言われるくらい和気藹々としていてさ。けど、俺の思い過ごしかもしれないけど……。レスラーが割り箸を割ろうとして、割り方がよくわからなかったようで悪戦苦闘していたんだ。俺は隣にいたので、「レスラーさん、これはこうするんですよ」と、彼の持っている割り箸にちょっと手を触れた、そのとき。「パシッ!!」と、結構強めに手を叩かれたんですよ。

それまではすごく和気藹々としていたのに。謝ると、なかったことのように以降はいっさいそのことに触れず、自分で割って食べていた。なぜかわからないんだけど、俺はそれをすごく覚えているんですよ。異様に動揺した覚えがあるんですよね。

春日 それって、うっかりゴルゴの後ろに回っちゃったようなもの?

平山 なんでしょうね。でも、黙って触ったわけじゃないですからね。

春日 基本的にフレンドリーな動作だもんね。

平山 逆に彼がびっくりしたのかな。失礼だったのかな。口だけで言えばよかったのかなあ。今から20年も前の、そんな些細なエピソードだけが気になっているのが、自分でもよくわからないんですよね。単に、「FBI心理捜査官でプロファイラーで、すごい人」という先入観があった上で、急にパシッ! だったから、

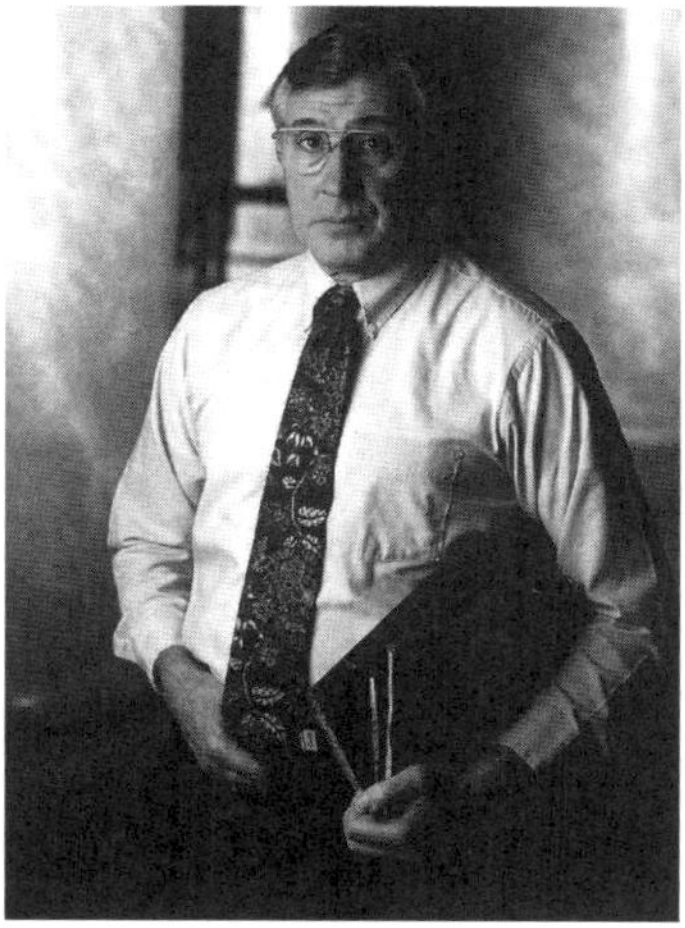

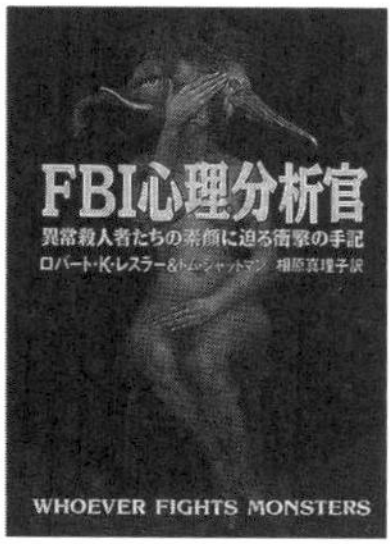

元FBI捜査官ロバート・レスラーと彼の名を日本で知らしめた『FBI心理分析官』(ハヤカワ文庫)。平山は彼の知られざる一面に触れてしまったのか……

すごく驚いただけかもしれないけど。だって、夢にも見たことがあるもん。

春日　それは相当だね。たしかに、ふと出てしまう〝黒いもの〟というのは、嫌だよね。

平山　もうひとつ、妙に残っているエピソードがありましてね。

俺が片言の英語で喋りながら、バージニア州の森にあるレスラーの自宅から彼の職場へ、レスラーが運転する車に同乗してドライブしたんだけどさ。

俺が片言英語を使うと、途端にものすごいスピードで走り出したの。スピードリミット80キロの道を、120キロくらいでさ！　俺、怖くなって喋れなくなったのよ。

そうそう、そのときのインタビューも、「ギャラは10万円だ」と言うから10万円持っていったの。そしたら非常にニコニコと喋ってくれるの。そしていろいろな場所へ案内してくれて、ツァンツァ（干し首）とかも見せてくれるの。「じゃあ次はあそこに連れていってください」と言うと、「いいよ」と快諾していたのに、道中は黙って、「グワ――ッ!!」と時速120キロ出してるの！

で、陸軍の基地の地下にある、プロファイラーのオフィスにも案内してもらったんだけど、レスラーはさ、「俺はここから先は行きたくない」と言うの。なぜかというと、彼は、人間性にすごく問題があって、おそらく人気がないんでしょうね。

一方で、レスラーの弟子で『羊たちの沈黙』のジャック・クロフォード（スコット・グレン）主任捜査官のモデルとなったジョン・ダグラス（＊2）は、職場ですごく人気があった。彼にも会ったけど、すごくいい奴だった。春日先生を野球のキャッチャーにしたような感じの人だった。

ダグラスはすごくいい人だったけど、レスラーはなんだか。

「俺は自立した女がいいんだ。俺のワイフは俺に寄生しているからダメだ」とか「俺はFBIにならなかったら、16輪トラックの運ちゃんになりたかった」とか、そういうマチズモ風のよくわからない話ばかり。やり取りしづらい人でしたね。あとは、弟子たちに、珍しいくらい説明しないんだよ。「俺のプロファイリングは見て盗め」とかさ。

春日 珍しい。

平山 聞いても答えてくれないから、周りがすごく苦労したみたい。

ちなみにダグラスは、あるときレスラーと殺人事件を調査しに行ったとき、ものすごくどうしようもないモーテルに泊まらされたんですよね。そのベットにいたシラミにやられて、脳に毒が入ったらし

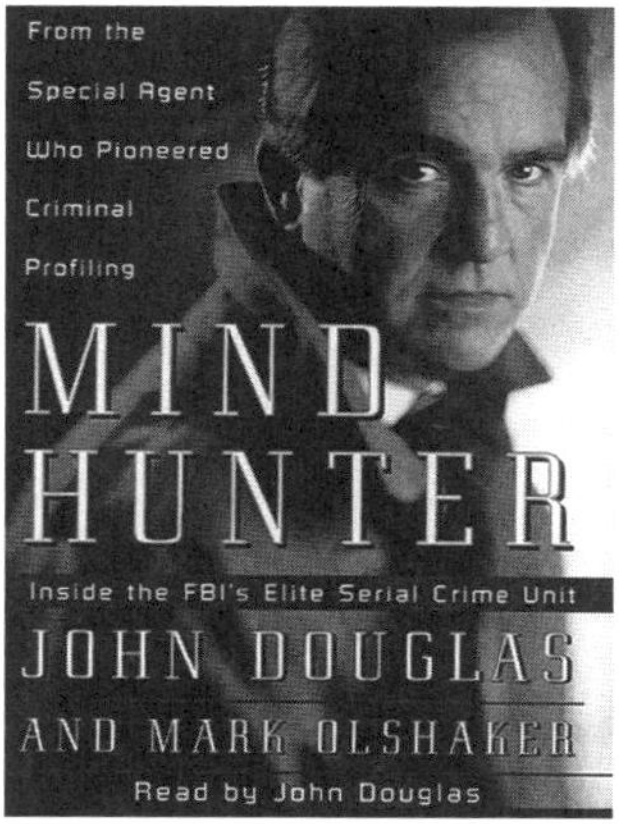

元FBI捜査官ジョン・ダグラスは『羊たちの沈黙』のFBI行動分析課の長ジャック・クロフォードのモデルとなった人物だ

くて。それが原因で一時期本当にヤバイ状態になって、それからは一線を外れて、後進プロファイラーを育てる立場になったんですよ。けど、一緒にいたレスラーは、不思議なことにけんもほろろだったそうで。

あと、レスラーは連続殺人鬼に会ってもいっさい動揺しないんですよね。

ダグラスは「おっかないなあ」と思うんだけど、レスラーはまったく思わない。

13年間で17人の青少年を殺して屍姦や人肉食をしたジェフリー・ダーマー（＊3）と話していても、淡々としている。また、レスラー相手だと奴らもよく喋るんですよ。

これは邪推だけど、奴らはレスラーをターゲットとして見ていなかったと思う。むしろ奴らは、レスラーにシンパシーを感じていたような気がしなくもない。

その後、プロファイリングの分野ではいい作品や先生が登場するんだけど、レスラーは突出していましたね。

春日 たしかに、そうだね。突き抜けていた。

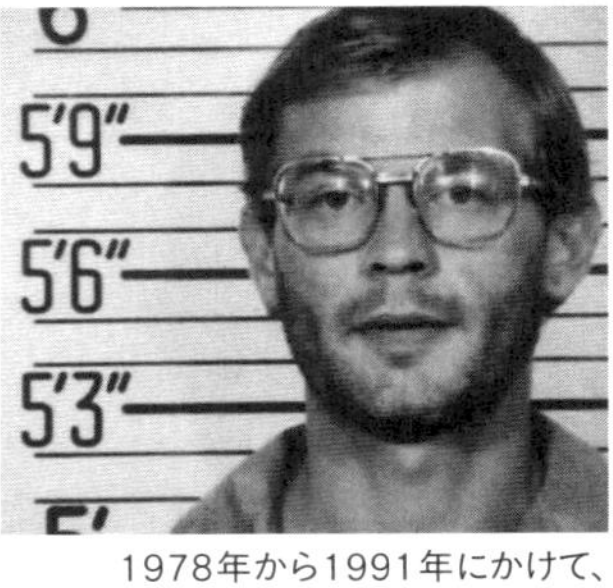

1978年から1991年にかけて、オハイオ州やウィスコンシン州で17人の青少年を殺害したジェフリー・ダーマー

シリアル・キラーたちと相通ずるもの

平山 たとえば、1964年から1973年にかけて、肉親を始めとする9人を殺したエド（エドモンド）・ケンパー（＊4）という身長2メートル近い大男がいたんですよ。幼いころに両親が離婚して、母親は別れた旦那にそっくりになっていくケンパーを疎ましく思い、妹を「そのうち犯されるんじゃないか」と恐れて、奴を鍵のかかった地下室に住まわせた。そうするとおかしくもなるじゃない。あからさまに怪物扱いされる家に住んでいるなんてさ。

で、ある日彼は家を飛び出して、祖父母に預けられることになる。そしたら、15歳で祖父母を射殺。そして、入院施設に入れられる。18歳で「治った」ということにして退院すると、結婚した姉はもう出ていて、母親しかいない実家に戻るんだ。

当時のアメリカは、ヒッチハイクをする大学

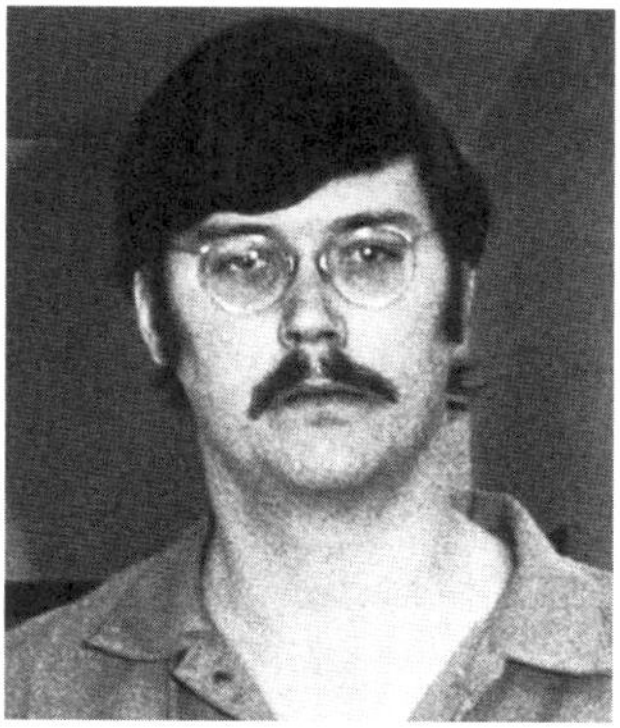

1972年から1973年にかけて、
母親を含む女性や女性や
少女8人を殺害したエド・ケンパー

生ヒッピーが多かったんだけど、奴はヒッチハイカーの首を軒並み斬り落として捨てていくことを始める。そうすると、大学側が学生たちに、「危ないから、大学が配る〝安全マーク〟が貼ってある車に乗りなさい」と推奨するんだけど、奴の母親は大学の職員で、車にはマークが貼ってあった。奴はその車を運転していた。当然、ガンガン乗ってくるわけ。それで殺して回っていたんだ。最後の被害者は母親で、斬った首を持って、何時間もガーガーと罵声を浴びせ続けたんですよ。

そんな奴との面会をだよ、レスラーは全然怖がらないの。

でも、唯一、〝その瞬間〟があったそうなんだ。奴との間に仕切りもない、単なるテーブルと椅子があるだけの部屋での45分間のセッションが終わると、机の下のブザーを押して看守を呼んだんだ。でも、何度押しても来ない。そのときふと、空気が妙になったのを、レスラーは敏感に感じ取ったんだ。

そしたらケンパーが、「俺は今、お前の首を引きちぎって、ここに置くことができる」といったことを言い出したんだよ。レスラーが「お前はそんなバカなことはしないだろう」と言うと、「そうかな？　試してみるか？」と言われたときに、やっと看守が来た。すると、「ジョークだよ、ジョーク」と言われたというんだけど、そのときはさすがに動揺したそうですよ。

でもさ、ヒッチハイカーたちは、2メートル近くもある大男の車に、よく乗ろうと思うよね。レスラーもそれが疑問だったようで、聞いたそうなんだ。

レスラーは、〝殺人者の工夫〟が大好きで、よく聞いていたんだって。奴の場合、車のダッシュボードに、適当な他人の女房と娘の写真を置いておくんだって。それでも乗らずに迷っているヒッチハイカー相手には、「どうする？　乗る？　乗らない？」と言いながら、腕時計を見る仕草をする。「すると、この人はこのあと、なにか用事があるんだ。ということは、私を殺している暇はないんだ」と思って乗ると、まあ殺し放題ですよね。

春日　〝世間の生活の流れ〟に則っているんだね。

平山　そうそう。自分がやりたいことは、一生懸命工夫するの。

春日　たしかに、そういう生活の知恵は、ぜひ知りたいね。

平山　知りたいでしょう。1974年から1978年に渡って、自白しただけで30人以上の女性をレイプして殺し、屍姦や切断をし続けたテッド・バンディ（＊5）も、工夫があったよ。

奴はまず、モールの防犯カメラの死角に車を停める。そこに女性が通りかかるのを待ち、自分好みの18～20歳の金髪女性が来ると、後を付け回して、彼女がキャッシャーに行き戻ってくるタイミングで彼女より先に車に戻り、三角巾で腕を吊り、数冊の本を持つんだ。そして彼女にぶつかり、本を落とす。「ごめんね、それ、車の中に入れてくれないかな」と言い、本を拾い入れる彼女の背後から、三角巾越しの銃で脅すんですよ。
それでも警戒する女性がいると、バンディは学習して、本を法律関係の本にするわけ。で、「僕、弁護士なんだ」と言うんだって。『羊たちの沈黙』に、そのままのシーンが登場するけど、あのモデルはバンディの工夫だったんですよね。
でもやっぱり、レスラーと奴らは、捕まえた者と捕まえられた者で天地の違いがある関係だけど、相通ずるものがあったような気がするよ。

春日 そうだね。そんな気が俺もするな。

平山 そうでなければ、あんなに喋らないと思うんだよ。ダーマーは人肉食をしたときの話を淡々と喋ったらしいし。
そうそう、バンディは死刑になり電気椅子にかけられるんだけど、そのときの遺体の写真を、レスラーはプライベートカメラで撮っているんですよ。そういうマニアなところもあったなあ。

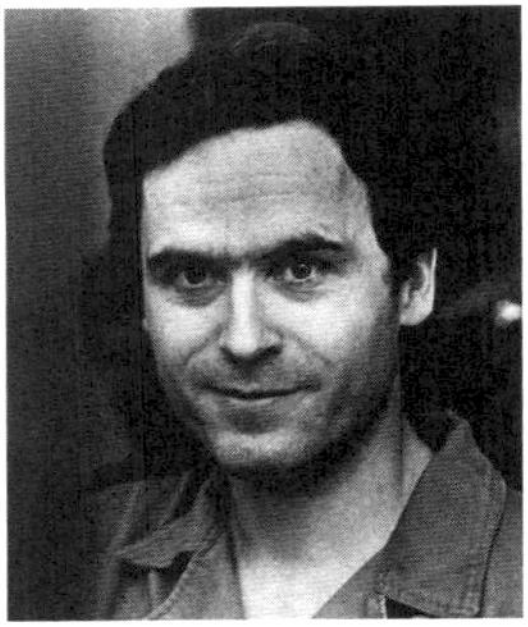

1974年から1978年にかけて、
30人以上の若い女性を
殺害したとされるテッド・バンディ

春日 記念品は持ってこないの？

平山 やたら写真を撮るだけでそれはなかったけど、1972年から6年間で33人の青少年を犯して殺した『IT』のペニーワイズのモデルにもなったジョン・ゲイシー（＊6）から、ピエロのボゴの絵を貰っているんですよ。

まあ、レスラーっていろいろとエピソードがありつつ、魅力的な人だったけど、「彼の部下になったらすごく付き合いづらいジジイだろうな」とは思うよ。

春日 そうだね。

平山 そういうことを、日々いろいろなところで感じるから、疲れちゃいます。「この人は、俺のことを嫌いなのかな」とか思うようなことがさ。

春日 そのうえ、採点をされたりね。

【注】

＊1＝アメリカの元FBI捜査官。FBI行動科学課の主任プロファイラーとして、数々の事件の解決に貢献。引退

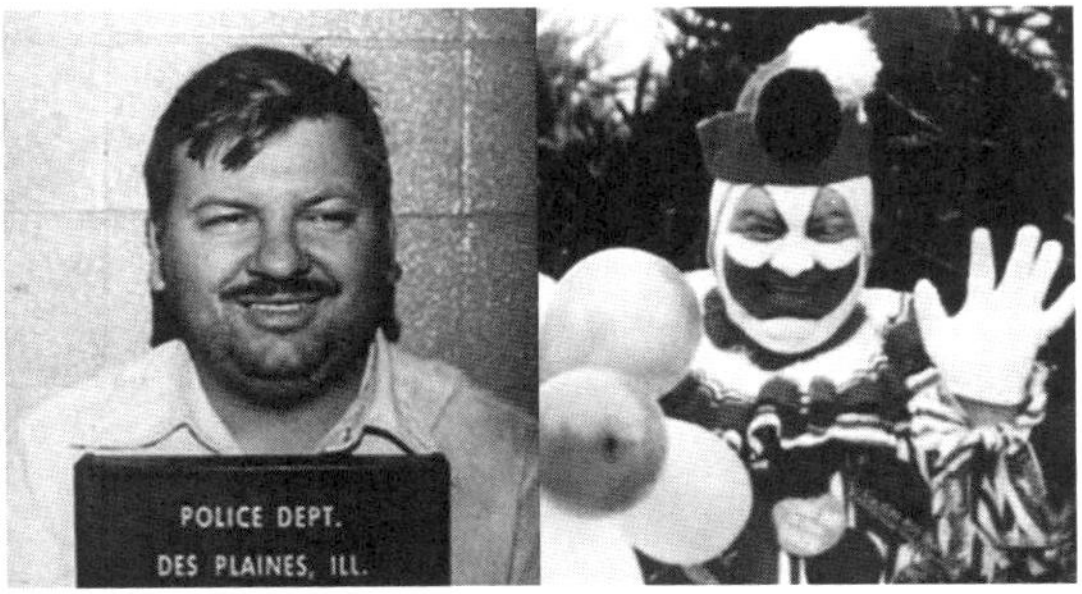

1972年から1978年にかけて、
少年を含む33人を殺害したジョン・ゲイシー

後は司法行動学研究所（ＦＢＳ）を設立し、所長を務めた。日本では１９９４年に刊行された『ＦＢＩ心理分析官』（ハヤカワ文庫）がベストセラーとなったことでその名を知られた。晩年はパーキンソン病を患い、２０１３年５月にバージニア州の自宅で死去した。享年76。

＊２＝アメリカの元ＦＢＩ捜査官。25年のキャリアで数千件の凶悪事件を手がける。１９９５年にＦＢＩを退職後は、講演や執筆活動を行なっている。著作に『マインドハンターＦＢＩ連続殺人プロファイリング班』（ハヤカワ文庫）などがある。

＊３＝「ミルウォーキーの食人鬼」の異名を持ったアメリカの連続殺人犯。１９７８年から１９９１年にかけて、オハイオ州やウィスコンシン州で17人の青少年を殺害し、屍姦、死体切断、人肉食を行なった。

＊４＝アメリカの連続殺人犯。１９６４年８月、15歳で祖父・祖母を殺害し、精神病院に入院。退院後、１９７２年から１９７３年にかけて、母親を含む女性や女性や少女８人を殺害。自ら警察へ出頭し、本人は死刑を望むも、終身刑となった。

＊5＝アメリカの連続殺人犯。1974年から1978年にかけて、30人以上の若い女性を殺害したとされ、アメリカにおける原型的「シリアルキラー」とされる。裁判では弁護士を雇わず自ら弁護を行なった。1989年1月、フロリダ州の刑務所で電気椅子で処刑された。享年42。

＊6＝アメリカの連続殺人犯。「キラー・クラウン」の異名を持ち、1972年から1978年にかけて、少年を含む33人を殺害。スティーヴン・キングのホラー小説「IT」に登場する殺人鬼ペニーワイズのモデルとして知られる。1994年5月、イリノイ州の刑務所で薬物注射によって処刑された。享年52。

第6章

あなたの身の回りのサイコさん

1982年生まれは、なぜかモンスター揃い

平山　この前、居酒屋でひどいことがあったんですよ。獺祭《だっさい》の580円の純米酒があったから、「獺祭なのにこんなに安いの？　珍しいね」と店員に聞いたら、「これは等外なんです」と。なんでも、純米にも一等、二等、三等という等級がある、と。なら等外は、普通は捨てちゃうようなものなんじゃないの？　クズを売っているということですよね。嫌だよねえ。

春日　名前さえつけばいいと思っているんだろうね。

平山　そういうのを聞くと、「サイコパスだな」と思いますよね。その意欲的な姿勢がさ。

春日　本人なりの戦略だよね。戦略なんだか投げやりなんだか知らないけど。

平山　でも、ブランドのことを真摯に思うと、そんな売り方はしないほうがいいですよね。外から「クズ酒に名前をつけて売っちゃいましょうよ」という打診があっても、「何を言っているんだ、ふざけやがって」くらいのことを言うのが普通なのに、言わない。獺祭は四国の酒蔵が作っているんでしたっけ？　あ、大分の酒蔵か。

春日　でも四国ってさ、なんとなく危ないよね。理屈抜きで。あと、群馬も。

平山　なぜなんですか？

春日　わからないけど、俺の経験だと四国と群馬が危なっかしいね。偏見かもしれないけど。

平山　群馬は政治家で変なのがいなかったっけ？　そうだ、中曽根康弘の地元だ！

危ない産地があるならば、世代はどうなんですか？　サイコパスを多く輩出している生まれ年はないですか？

たとえば、1982年生まれはすごいよ。酒鬼薔薇のほかに、2000年の「西鉄バスジャック事件」のネオ麦茶と、「岡山金属バット母親殺害事件」の少年、2008年の「秋葉原通り魔事件」の加藤智大や、2010年の「取手駅通り魔事件」の斎藤勇太、2012年の「パソコン遠隔操作事件」の片山祐輔。犯行の手口は違うけど、全員1982年生まれ。偶然だと思うけど、インパクトを残す事件の犯人だらけ。何かあるんですかね？

春日　時代的な何かなのかね。空気というか。

平山　時代的なブームがあったんでしょうね。あとなんだろう。ファミコンが全家庭レベルに流通したころ？　小さいころからずっとやっていたわけですよね。

春日　（笑）。「ルンルン気分」って言葉が生まれたり、『積み木くずし』や『クリスチーネ・F』が話題になった年でもあるね。

平山　あとは携帯。俺は、携帯とゲームが人類を退化させたと思う（笑）。ネオ麦茶は2ちゃんねるに犯行予告を書き込んでいたよね。じゃあやっぱり、ネットやファミコンで、親が家にいなくても楽しめるようになってきた時代、ということなんじゃない？

春日　それはあるにしても、だからといってバスジャックや通り魔はやらないよね（笑）。

平山　あと共通点があるなら、好きな人がいない奴らばかりでしょう？　恋人がいたらやらないですよね。

春日　そういう奴は世代関係なく昔からいるでしょう。

平山　そうだね（笑）。先生のところに来る患者さんのなかで多い世代はあります？

春日　そういうのはないね。世代はないけど、昔は受診した理由に加えて〝名前〟からパーソナリティ障害を予感させるケースがあってね。いわゆるキラキラネーム。それって本人の責任じゃないけど、家庭環境とか家族病理を反映している場合が多い。だから先入観とか偏見といった話じゃなくて、ある種の傍証になり得たわけです。今じゃキラキラネームのほうが普通だから、完全な暴論になっちゃったけど（笑）

平山　それはまさに俺のことですよ。「夢明」ってなんだよそれ！　新学期が始まった直後の出欠点呼は、必ず俺のところで止まるんですよ。「む、むーみん？」とか呼ばれてさ。

春日　（笑）。ずっとペンネームだと思ってたよ。キティちゃんのヌイグルミを抱いているシリアルキラー的なノリの。由来はなんだろう？

平山　シンプルに、「夢が明るい」ですよ。そういうのって、だいたい真逆にいくんですよね。「光」がついているのにすごく暗い奴とか、よくいない？　俺の知り合いに、「千光子光」という名前の奴がいるんですよ。すごくない？

春日　逆張りして、「悪魔」とつけた人もいたよね。

平山　1993年の悪魔ちゃん命名騒動だね（＊1）。出生届の受理を拒否されて裁判でもゴタゴタして、あれはろくなことにならなかったですよね。その後、両親は離婚して、父親は覚醒剤や窃盗で2回逮捕され、子どもは施設に行ったんですよね。

春日　たしか母親は、父親に押し切られちゃったんだよね。

平山　千昌夫の息子は「アレキサンダー太郎」みたいな名前じゃなかった？　芸能人は〝トンデモネーム〟が結構ありますね。最近だと、千葉真一の息子の新田真剣佑《あらたまっけんゆう》。芸名じゃないんですね、あれ。

春日　2017年10月に起きた、父親が犯人だった茨城県日立市一家6人放火殺人事件の被害者の子どもたちも、変わった名前だったよね。

平山　子どもも焼いて殺しちゃったの？　それはもう死刑ですね。

春日 まあそうだね。

平山 途中で、「俺はばぁばに言われてやったんだ」とか言い出すかな。でも、供述での嘘ってバレるんでしょう？

春日 だいたいわかるね。その前の生活ぶりを聞けばね。

平山 町内会の仕事を一生懸命やるような人だったのに、突然狂う、ということはないのかな？

キチガイとふたりきりの恐怖

平山 先生は司法精神鑑定やるんですよね。

春日 やるよ。刑事訴訟の精神鑑定は大変なの。だって、いろいろな調書が1メートル近く積み上がるくらいの分量で来るんだから。そのうえ、じっくり全部書くと、原稿用紙100枚くらいになる。それで、読者はたった3人だけ、とか。でもそのかわり、費用はいくら請求してもいいの。

平山 そうなんですか？

春日 しかも費用は国庫から出るから税金がつかないの。だからといって、さすがに「じゃあ

100万円」とは言えない。みんなどれくらいもらっているのかを探ると、だいたい20万円とかそんなもの。俺が依頼して、一緒に心理検査をしてくれた奴にも気前よく払わないと、あとで何を言われるかわからないし。

平山　「ちょっと聞いてよー、春日先生、これしかくれなかったんだよー」みたいな？（笑）

春日　そうすると、半分くらい払っちゃって、「しまった！　俺の取り分が！」と（笑）。

平山　でも、埼玉連続幼女誘拐殺人事件の宮﨑勤を「多重人格だ」と言っていた人は、結構取っていそう。

春日　あの鑑定が出たころは、ちょうど『24人のビリー・ミリガン』（＊2）とかで多重人格ブームだったんだよね。

平山　犯罪心理学で有名な福

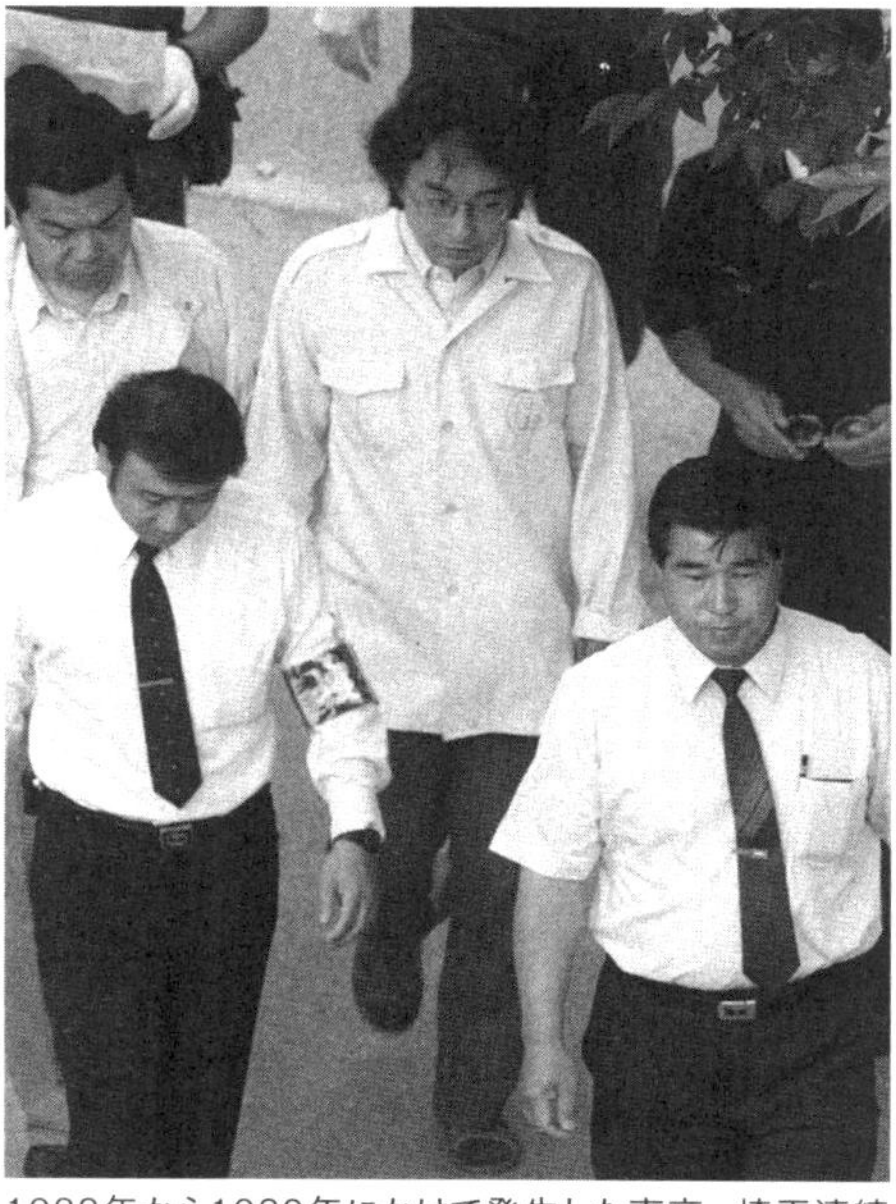

1988年から1989年にかけて発生した東京・埼玉連続幼女誘拐殺人事件の容疑者として逮捕され、2008年に死刑が執行された宮﨑勤。5人の精神科医と1人の臨床心理学者にる精神鑑定、さらには3人の鑑定医によって再鑑定された。宮﨑勤とはいったい、何者だったのか

島章さん（＊3）はどう？　1990年の足利事件の精神鑑定で「代償性小児性愛者」だと言って、冤罪のきっかけになったけど。

春日　まだ生きているけど、何も言わないよね。

俺は実は、福島さん本人に興味があるんだよ。最後のころになると、ロンブローゾ（＊4）みたいなことを妙にチープなトーンで言い出して、小説を書き出して。それがもう、くだらない小説でさ（笑）

平山　（笑）

春日　自分と思しき精神科医が鑑定に行ったりするんだけど、助手として一緒に来た女子大生とミカン畑でキスしたりするの（笑）。

平山　えー！　なにそれ！

春日　そんな小説もどきを書いていて、「この人、どうしちゃったの？」状態。

平山　淡い恋心を描いたのかしら。病んでしまったの？

春日　というより、「暴走した」という感じ。ああ、その本が出たのは本人が61歳のとき。やっぱり、年を取り損ねたのかね。他人事じゃないよ、まったく。

平山　何かが上手くいかなかったのかな。

春日　かもしれないね。精神鑑定でも、わからないものは「わからない」んだよ。それを、「わからない」とは言えない人なんじゃないのかな。

平山 精神鑑定は何日くらいかかるんですか？

春日 きちんとした鑑定だと、数ヶ月。そのうち約1ヶ月は、入院させて様子を見る。

平山 一般病棟で鑑定するの？　留置所ではなくて？

春日 鑑定留置って言ってさ、拘置所で面接したり病院に移して状態を観察するの。閉鎖病棟の保護室に入ってもらいますね。治療はせずに、観察や検査だけ。

平山 じゃあ、きちんと施錠されるようなところなんですか？

春日 そうだね。あんなところに入れられたら、ますます悪化するんじゃないかと思うような場所だけどね。

平山 「拘禁症状」も出るといいますよね。人に接触してコミュニケーションを取らないと壊れてしまう。

春日 だからときどき、顔を出してあげてね。覚醒剤で捕まった奴の怖い体験、前に話したでしょ。

せっかくだからもう一度話しますとね、覚醒剤依存のチンピラ・ヤクザがいましてね。こいつは焼酎を飲んで酔っぱらうと、女性に対する恨み辛みが心の奥からあふれ出てきて、ナイフで見知らぬ女性を刺すんです。しかも背中や尻を刺して即座に自転車で逃げるという最低の奴でさ。犯行を重ねても顔を見られずに済んでいたわけ。捕まったきっかけは、パチンコ屋で刺したとき。台に向かっていた女性は、ガラスに映った犯人の顔をしっかり目撃していてね。調書によると、彼女は美容師で、普段から鏡に映った顔を見るのが習慣になっていたので、パチンコ台のガラスに映っていた犯人を見逃しませんでした、と。

で、鑑定命令を受けた俺は、病棟の保護室で犯人にアルコール・テストを実施したわけ。彼が愛飲していたのが焼酎のトライアングルって銘柄でさ。それを実際に飲ませて精神状態がどう変化するかを再現する。真っ昼間から、焼酎を飲ませるわけですよ。保護室の床に犯人と俺、ふたりで座り込んで。俺の自腹でポテトチップやアタリメを買って肴にしてもらってさ。そうやって一定時間毎に採血してアルコールの血中濃度を測ったり、ベンダー・ゲシュタルト・テストを行ったり、雑談をしていた。

およそボトル1本を呑み切ると精神状態が変わるはずなんだけど、ちっともその兆しがない。おかしいなあ、再現ができないと困るんだよなあ、なんて思いながら下を向いて書類に記入をしていた。ふと気づくと、相手が黙り込んでいる。その沈黙が気になって顔を上げたら、犯人が胡座をかいたままこちらを見ているんだよね。ぎょっとしましたね。表情が一変しているの。セルロイドのお面みたいに妙に顔がつるんとして、まったく人間らしさがなくなっている。目はまん丸く見開かれて、ガラス玉さながらに感情が窺えない。おまけに極めつけは、口を大きくあんぐりと開けているんだね。ものすごく愚かしげな感じで。口の中には、咀嚼してぐちゃぐちゃの食べ物がはっきりと見える。さっきまではちゃんと口を閉じて食べていたのに。

その瞬間、「やばい！」と思いましたね。頭の中で、犯人のスイッチが切り替わったことがありありと感じ取れた。刺激するとまずいから、「あ、ちょっと待っててね」なんて言いながらすぐに立ち上がり、踵を返した。保護室のドアは施錠されているから、ドアまでたどり着いて外に合図しなきゃならない。急いで足を踏み出した途端、「おい！　てめえ、何をしようってんだ」と怒声を上げながら犯人も立ち上がった。ドアにすがりついて合図を送っている俺の背後に犯人が迫ってくるのがわかるんですね。なにしろポテトチップを踏んづけて、それがばりばりと砕ける音が聞こえるんだから。襟首を掴まれたら、どんな凶暴なことをされるのか見当もつかない。さすがに青くなってさ、間一髪でドアが開いて外に転がり出ました。すぐに看護師数名が犯人を取り押さえ、鎮静剤を注射しましたけど、あれは冗談抜きに危なかったなあ。

平山　ああいうのは怖いですよね。

春日　怖い怖い。あと、病院で鑑定留置をする前に、拘置所でも面接をするんだけど、「終わったらブザーを押してください」と言われて部屋にふたりきりにされるんだよ。ロバート・K・レスラーみたいに。

平山 仕切りもないんですか？　キチガイとふたりきりで、下手すれば人質になる可能性もあるでしょう？

春日 そうそう。人質にされたら恥さらしだよ。

平山 「人質になってもいいです」という書面にサインしたりしないんですか？

春日 それはないね。

平山 海外の刑務所に行くと、そういうものにサインさせられるんですよ。

春日 日本にはないよね。拘置所の中は迷路のようになっていて、エレベーターを使うと何階にいるのかわからなくなるくらい。歩いてくると、職員が全員、敬礼をしてくれる。

平山 気分いいですね。

春日 拘置されている人たちは、顔を見せないように壁の方を向いている。

平山 先生を見ちゃいけないんですね。

春日 なんだか気持ち良いから、「拘置所の医務室に勤めるのも悪くないかな」と思ったこともあるよ。でも、ああいう所って、ときおりパーソナリティ障害みたいな医者が最後の砦って感じで居座っていたりしそうだしなあ。

サイコパスの基本は〝支配〟と〝利用〟

平山　そういうパターン、教師も多いですよね。狂ってしまって事件に近いようなことを起こしても、なかなか懲戒免職しない。たとえば、イジメられてる子の机の上に、葬式用の花を置いたりする、狂った奴がいるでしょう。でも大抵はクビにならないんだよ。「教職員再教育センター」みたいな場所があって、そこで「指導改善研修」をしたあと、まずは少しの間、島の学校に送られるそうなんだ。で、3年後くらいに戻ってくる。今の教師はほとんど縁故採用だから、本当に教師になりたい人にとっては難しい。「叔父が教育委員会にいる」や「父が校長」という人から採用していくから、外様で「先生になりたい」と言っても入れない。そうすると、彼らは講師になるんですよね。

春日　はいはい。

平山　契約形態は毎年契約で。2017年10月に、博多高校の生徒が講師に暴行を加える様子を撮った動画が、動画サイトにアップされて、「あれは講師がどうしようもない」という論調もあったけど、あれで講師が喚いたりしてみなよ。そうすると、来年は契約更新なしだから。彼はどうだったのか知らないけど、その学校で3年くらい講師をやっていると、今さらほかの職に就けないでしょう。だから、本当に忍耐していた側面もあると思う。不思議なことに、教師になる奴の家は教師一族なんですよね。両親は教師、叔父は教頭、叔母は教育委員会、と、ガッチリ固まっている。

そうやって畑が整備されたところから教師になる奴は、もうみんなクソですよね。だって、「何をやっていたっていいでしょう。どうせ最後は教師になるんだから」という感じだから。自分たちの採用枠を守りたいから、外様には「クラブの顧問をやりますか？」と、面倒な顧問を押し付けて、「やります」と言わないと採用してもらえない風潮なんですよ。

俺の息子が教師になりたくて教員免許を取ったんだけど、息子がある日、ふにゃふにゃと言うんだ。聞くと、先輩教師に「あなたたちはどう思っているかわからないけど、教師はサービス業だから。子どもの教育どうのこうのは脇に置いておいて、親にサービスしなきゃいけないんだから」と言われたようでさ。その後も教師と、教師になりたい息子を含めた数人で会合があり、「本当になるの？」と聞かれ、「なりたいです」と答えた。すると、「やめたほうがいい。君たちはまだ変更できるんだから」と、とくとくと言われた、と。それで教師の道はやめたんですよ。

春日 賢明だよ。

平山 モンスターペアレントがすごいんでしょう？　そういう奴らに対して、教師は医者じゃないから「あなたは狂っている」とは言えないけど、どう考えてもおかしい奴が山ほどいるらしいよ。

たとえば、運動会で寿司の出前を取る。それはまだ面白いけど。給食費を払わない。「うちの子の成績が悪いのは、先生がいじわるしているからだ」と、根拠もないのに子どもの言うことを真に受けて怒鳴りこんでくる。「この子のためだけに放課後、授業をやってくれ。それが大変なら、この子のテストにだけ、10点プラスしてくれればいいから」と言ってくる。そんなのばかりなんだって。怒鳴りこんでくるのはブルーカラーな家が多いそうだけど、ホワイトカラーの家もまたすごい。

すごく絵が上手な生徒を褒めても全然喜ばないし、それ以降、絵を描かなくなってしまった。どうしたのか聞くと、「俺は親父の会社を継ぐことになっているから、絵を褒められても全然嬉しくないんだ」と。でも彼は絵が好きで、本当はアニメ関係の職に就きたいのに、親父が絶対に許さないことをわかっているから。そういうことを三者面談で言おうものなら、「先生、余計な害毒を流さないでください。この子がこの世に生を受けた瞬間から、私は知っているんです。先生はそれから15年経ってからの数年間だけでしょう。私はこいつと死ぬまで付き合うんですから。勝手に、3年間の付き合いの中で、この子の人生を狂わすようなことを言わないでくれ」とか言われちゃう。そういうことを言われたら、もう折れちゃうよね。やっぱりそういう親子関係は根深くて、眠れないからと、リストカットしちゃうような子もいる。

春日 よくあるよ。

平山 切ると安心するんだって。切る行為が、その子にとって非常口の確認のようになっているのかな。

春日 そうそう。緊急避難的な、ね。

平山 往々にして、頭が良くて素直な子が多いようですね。だから、それがサイコパスの親だとしたら、まず自覚がないから「俺はサイコパスだから」とは絶対言わず、自分がいちばん正しいと思っているでしょう。「みんななぜ俺のようにしないのか」くらいに思っているから、その下位レベルの親族は相当しんどいですよね。

サイコパスは〝支配〟がキーワードだけど、普通の親でも支配はするよね。両者の支配の違いは、「最後まで寄り添わない」こと。普通の親は、子どもがもし道を外れそうになったら必死で止めるし、悩む。サイコパスはそれがない。非常にドライだよね。親子関係や恋人同士でも、上手く組み合って解決することはないのかしら。

春日 基本は〝利用する〟、だからね。

平山 味がなくなったガムは捨てちゃうから、組み合わないか。子どもも、味がしている間は傍に置いておくけど、「ああ、もうないな」となったら捨てるんだろうね。たとえば、息子を二代目社長にしても「どうも味がないな」となれば、昔からいる社員をすぐに社長にしたり。そういうのはあるよね。ニコニコしながら恫喝するのが上手いんだよ。そうするとこちらは「そうですね」と言わざるをえない空気になり、何か変なものを飲まされている感覚に陥る。

春日 やることが〝不連続〟なんだよね。

平山 不連続。なるほど。筋がきっちり一本通っていないんですね。

春日 そういうことはあるね。基本的に、ストーリーがない人生だよね。

平山 ないね。会って話をしたことを振り返っても、「あのときはあの人、こうだったなあ」というのはあるけど、トータルでその人格を読み取るのはなかなか難しい。「いったい、どういう人だったんだろう」「あのとき、どう感じていたんだろう」というのがないよね。ただ、「しくじったな」「損したな」という、損得の範疇についてはあるけど。親密に近づいてこられても、「信頼されているんだ」と思うよりも、「味があると思われているんだ」と思う程度。

医者や教師の場合、対個人でやっているから被害はそう大きくならないけど、マスコミや芸能関係、テレビ局、映画関係は影響力が大きいから、危ない。

春日 マスコミ関係とかは、人の弱みを握って他人を利用したがる奴らいるよね。

平山 テレビは特に多い。まず、俺たちの非常識を当然の常識だと思っているから。1時間とか平気で待たせる奴、いますね。「もう帰っちゃうよ」となるけど、本当に帰ると「あの人は帰っちゃう人だ」という話が回って仕事が来なくなっちゃう（笑）。

あと、しつけがなっていないテレビ屋もいるよね。

昔怪談を集めていたとき、京都で映画の小道具を担当している人に聞いた話があって。ある大物俳優主演の映画で、主人公は、普段は良い浪人だけど、病気の妹の薬代を稼ぐため、お金が足りなくて辻斬りに手を染めようとする。そのとき、顔を見られてはマズイからと、面を被って辻斬りをする、という話だったの。そこでスタッフが用意した面を、監督が気に入らなかった。小道具係がどうしようと思っていたある日、京都の骨董屋で売られていた分厚いお経を見て、「これをくり抜いて、お面を作ろう！」と。

春日 また危なそうだねえ（笑）。

平山 それで、小道具係は作った。監督も俳優も、「これはいい」と気に入った。でも、それが何からできていて、どこで買ったのかは言わなかった。すると、監督の具合が悪くなったり、現場トラブルが頻発し始めたんだよ。挙句、エキストラのおじいさんに衣装を着せて、「ハイ、スタート！」と言ったと同時に、そのおじいさんは死んじゃったの。

春日 えー！

平山 みんなびっくりして、これはおかしい、と。最後のシーンも、何度撮っても妙な女性の声が入る――そういう話があったのね。この話をフジテレビの奴に話すと、「それ、面白いですね」と言っていたら、数ヶ月後、その話を元にした再現ドラマが放送されていたんだ。それは別にいいんだけど、連絡くらいくれればいいでしょう？「あの話でやりましたよ」とか、ＤＶＤを持ってくるとか。そしたら奴は、「いや、あれはこちらの直接取材ですから」と。

春日 なるほどね。

平山 俺の話を元ネタに、ドラマを作る前にその俳優さんたちに話を聞きに行っているから、そうなると「平山さんはもう関係ない」と。俺は玄関マットかよって！

ちょっとおかしな文化人のみなさん

春日 俺が出会ったたったマスコミ関係者で変な人は、●●●●●さんという故人だね。

自分もストーカー被害者だとしてストーカーについての本を書いて世に出て、そのあとで「●●●●●●」という言葉を発明した人。ストーカーものが流行った当時、彼女は俺のところにも話を聞きに来たんだ。それからしばらくして、田原総一朗さんが司会のテレビ番組から出演依頼がきて行くと、彼女もいてね。そこで彼女がとくとくと語るのが、「俺がこの前教えてやったことそのままじゃないか！」という調子でね。

平山 (笑)。「これは、春日先生にお聞きした話なんですが」という前振りはなく？

春日 うん、ない。

平山 あたかも、自分が掘り出したかのように？

春日 うん、しかも自信満々でさ。

平山 先生がいる前ででしょう？　番組後も、「さっきは使わせてもらいました」という断りもなし？

春日 全然ない。おまけに彼女は、「ストーカー本人に話を聞いた」と謳って記事や本を書いているんだけど、普通は本人に聞けないでしょう？　何人ものストーカーにさ。そこをいろいろと突かれると、「これは守秘義務だから」と言い逃げるんだよね。

平山 ケーフェイ(＊5)の匂いがしますね。さてはプロレスだな。

春日　そのうち調子に乗り出して、「ストーカーを見分ける方法」なんてことも言い出して。「本棚に、サリンジャーの『ライ麦畑でつかまえて』がある」とか。

平山　それって『陰謀のセオリー』の一場面ですよね？　スパイ実行犯が『ライ麦畑～』を買う瞬間を、必ずチェックされているという。

春日　ほかには、「カラオケでは徹底的に愛し抜く歌を歌う」とか。くっだらないのばかり（笑）。それで俺、自分の本に、彼女の名前を出さずに「こんなリストを作ったバカな女性がいて」という話を書いたんだよ。そしたら、診療中に本人が電話をかけてきてさ。

平山　「先生、あれは私のことですか？」と？

春日　そうそう。「あれは実際に私が調査したことなんですから」と怒っていたよ。途中から電話の向こうで喚き出してさ。最初に会ったときから、微妙な違和感があったんだよね。

平山　はいはい、あるある。

春日　今思うと彼女は、けばけばしさと、どこまでが本当かわからない部分が、ノンフィクション作家の●●●●に似ていたね。

平山　俺の持論で、頭のおかしな偽文化人の〝上がり〟はふた通りあって、大学の先生になるか、坊主になるか。

春日　（笑）。

平山　どちらも、奴らのダサいサイコロでいえば、上がりなんですよ。

春日　どちらも聖域だからね。

平山　俺の周りにもその手の人間は何人かいますよ。個人的には作家から教授という肩書きになった瞬間、「あ、現役終わったな」と思う。教授になることは意味のあることだけど、なにか安定志向になったんだなって。毎日、「はあ、明日は何を書こうか……」と、何を書くかで悩むのは辛いわけですよ。書きたいことはあるけど、それをどんな形にするか悩み続けるのが、俺たちの仕事でしょう。そんななか、年を取りエネルギーが衰えていくと、奴らのように「この辺で上がっておかないとヤバイ」となるのか、少ない余力で続けていくのか。どちらかですよね。理想型なのは、老後に向かってソフトランディングすることだけど、それは難しい。

春日　今は、いわゆる〝老人のモデル〟がないからね。ステキな老人がいない。

平山　俺たちが小さいころは60歳はおじいさんだったけど、今は75歳をすぎてからですよね。

春日　隠居という席がないんだよね。

平山　ないですよね。そうそう、さっき話した●●さんもそうだけど、そういう奴はわかりやすい嘘をついたり、経歴を詐称する傾向がありますよね。

春日　やっぱりそれも、すべてにおいて断片的に生きているということなんだと思うよ。その場だけ生きていれば、もうそれが成功体験になるでしょう。

平山　そうそう。しかも、そういう嘘を指摘してくるのは、10人にひとりかふたりくらいだよね。政治家もそれと似たようなところがない？　「日本を守ります」と言うけど、頭も禿げかけて、まだそんな虚ろなことを言うのか、と。

春日　答弁や討論を見ても、全然答えず、まったく違うことを言ってくる。

平山　そう。言葉は発しているけど、まったく答えていない。「えー、それについてはですね、とにかくその、問題が上手く収束するようにですね……」とか、変だよあれ。アメリカの討論番組だと、「あなた、答えになっていないですよ」とはっきり言うんですよね。ディベート文化があるから、どんなことでもディベートできる。その点日本は、「これはいくらですか？」と質問したことに対して、「明日の関東地方は雨です」と答えているようなもの。キチガイなのかな。国会は制限がある時間内で質問するから、時間さえ潰せればいいんですよね。

春日　それをボーっと聞いていると、話が繋がっているような気になるんだよね。それにしても、女子アナウンサーってすごい能力だと思う。とりあえず意味のないことでも喋って、空白を繋ぐじゃない？　普通の人に「とりあえず何か言っておけ」と言ってもできないでしょう。

平山　捉えどころがないですよね。ニコニコ笑いながら、たまに腹の中では「お前、死ね」と思っているような（笑）。マグマのような、悪魔の穴のような場所から急に湧き上がるんですよね。でも、女子アナのような仕事は、心を無くしていると結構できるんだろうな。

春日　ゾンビのようにね。

サイコパスのエリート——〝サイコ・エリート〟

平山　サイコパスに男女比はありますかね？

春日　境界性パーソナリティ障害は女性のほうが多いけど、サイコパスはどうだろう。

平山　尼崎の角田美代子とか。

春日　奴は「人をコントロールするのが人生のすべて」というところがあったと思う。

平山　あれは、生まれつきの才能や能力なのか、それとも生きていく過程のなかで学んだんですか？

春日　素質だと思う。

平山　〝サイコ・エリート〟か。尼崎事件もそうだけど、ああいう事件が公になるとみんな騒ぐけど、今もどこかで同じようなことが起きているんじゃないか、と思う。来年、再来年に発覚するまではわからないけど、今も現在進行中、という。

春日 それは絶対にあるだろうね。

平山 あの見事な支配っぷりはすごいですよね。北九州の松永の事件には、警察関係者も被害者として入っていたよね。警察が奴隷として馴染んでいく過程って、いったいどういうことなの。

春日 尼崎も、散々厳しくしておいて、急に「みんなで焼肉行こうよ」とかやっていたんだよね。すごく古典的なテクニックを使っていたんだね。

平山 裁判では共犯者だった息子が「アソコを舐めさせられそうになった」と証言している。狂いすぎているよ。

松永も、共犯者の緒方純子の母親と妹を全裸で並べて、お尻を突き出させている写真を撮影して持っていたんですよね。性的にも完全に支配しているぞってことなんだろうけど、松永は〝奴隷になりやすい女性〟を見分ける嗅覚みたいのがあるのかな。奴は女性に対しては「好き」「嫌い」ではなく、「攻略の難易度が高いか」「低いか」で見ているんでしょうね。

春日 普通とは、価値体系が違うよね。

平山　俺たちだと、「なるべく容姿が良くて、料理ができて、しっかり者でお金持ちで」という部分を見るけど、奴らはもっと別の軸で考えている。

春日　切り口を変えると、俺たちも人生がもっと楽になるかもしれない、ということだよね。

平山　案外、そうかもしれないですね。

春日　でも、それはえげつない。

平山　そうそう。普通、ドブは歩かない。

春日　自分が汚れることはしたくないからね。

平山　先生がよく言うけど、「寝覚めが悪い」んですよね。寝覚めが悪いことに囚われると、自分自身がまともじゃなくなるような感覚になるよ。

春日　それを、「減るものじゃないし」という感覚でスルーできる奴は、たしかにいる。

平山　それって、奴らが過去に、自分も被虐体験をしているからですか？　それともまったくないのかな？

春日　あり得る気がするけど。羞恥心の感覚がズレていて、「こんなことで恨むの？」ということに執着する奴もいるでしょう。

平山　あるある。恨みの回路はあるけど、良心回路のない「キカイダー」ですね。

春日　自己嫌悪がないんだよね。

平山　身近だと、ＡＶのスカウトマンやＡＶプロダクションのマネージャー、ホストやシャブの売人に、そういう奴が多いかもしれない。俺の知り合いに、昔、ＡＶ制作会社でＡＤをやっていた女性がいて、彼女の仕事は、路上でキャッチした女の子を「水着の撮影」だと騙し、ＡＶ現場に連れていきその場で脱がせる、というものだったんだ。すると、ある２人組の女の子が途中で怒って出てきて、「お姉さんのこと、信じてたのに」と吐き捨てて帰っていったと。それを機に彼女は「ＡＤは無理です」と言って経理に干されたそうだけど、そこでちゃんと言えたから良かったよ。

春日　我慢して、騙して続けていたら、精神的な齟齬《そご》が出たよ。その現場では「いかに女の子を脱がせるか」が正義で、彼女は落ちこぼれだったんだと。一方、なんとも思わずにやっていける奴もいる。それはやっぱりおかしいよ。

平山　内部で賞賛されるのもおかしいよ。

春日　カルト的な臭いがしますよね。

平山　閉塞している世界だからね。

春日　先生の著書に、「非常にミニマムなグループのなかで起きるサイコパスの精神感応が、極大化すると北朝鮮のようになる」といったことが書いてあったけど、その世界のなかでは、それが賞賛されるし、〝善〟なんですよね。

彼女はその後、15歳以下の少女の水着グラビアの撮影も手伝ったそうで、お母さんも現場に来るんだけど、日に日に服装が派手になっていくんだって。娘のお給料で贅沢しているの。ロリ系というと、篠山紀信が12歳の栗山千明のヘアヌードを撮った『神話少女』があったね。宮崎あおいも大林宣彦監督の『あの、夏の日―とんでろじいちゃん』でヌードになっていたしね。

春日 そういうのも含めて、子役の親というのは気色悪いよね。

平山 「この子のために」という錦の御旗のようなものがあるんだろうけど、ヌードみたいなことをさせて、ねえ。もっといかがわしい撮影をされても、親は泣いて喜ぶこともあるそうですよ。

春日 芸能界で前に出られることの喜びなのかな。

平山 それもずいぶん歪んでいますけどね。子役は〝子役の国〟のなかでレースがあり、「今日は〇〇ちゃんよりもページ数が多い」「センターポジションに行けた」とか、熾烈なバトルがあるんじゃないの。

春日 どんな世界にも熾烈な競争はあって、〝子役の国〟はその価値観が狂っているよね。

平山 それが、度を超えるとわからなくなってしまうのかな。ゆっくり煮られたカエルのように。相当おかしい業界ですよ。

春日 安達祐実の母親が、「私だって輝きたい」と言っていたのもどうかと思うけど（笑）

平山 ヌードになっていたもんね。あれを見たとき、すごく暗い廃屋にある敷石をめくった気分になりましたよ。

【注】

＊1＝1993年8月、東京都昭島市役所に「悪魔」と命名した男児の出生届が提出された。一旦は受理されるも、法務省が「親権の濫用」を理由に不受理とし、法廷闘争にまで発展した。のちに父親は覚せい剤取締法違反で1996年に逮捕され、2014年には覚せい剤取締法違反と窃盗の容疑で逮捕された。

＊2＝1977年、「連続レイプ犯」としてオハイヨ州で逮捕されたビリー・ミリガン。精神鑑定の結果、彼の中には23人もの別人格がいることが明らかになった。このビリー・ミリガンを描いた、『アルジャーノンに花束を』で有名なダニエル・キイスのノンフィクションが『24人のビリー・ミリガン』（早川書房）である。

＊3＝日本の精神科医で専門は犯罪精神医学。上智大学名誉教授。1983年の深川通り魔殺

人事件、１９９９年の下関通り魔殺人事件、２０００年の西鉄バスジャック事件の裁判で精神鑑定を行なっている。１９９０年の足利事件においては、容疑者として逮捕された菅家利和さんに対して、「代償性小児性愛者である」と鑑定し、無期懲役の判決が下されるも、のちに冤罪が確定し、菅家さんは釈放された。

＊４＝チェーザレ・ロンブローゾ。イタリアの精神科医で犯罪人類学の創始者。

＊５＝プロレスにおける演出、演技を指す隠語。

第7章

サイコパスという〝種族〟

サイコパスの因子は誰もが持っている

平山 先生は頻繁にツイッターをやっている作家とかって、どう思う？　俺は苦手なんですよね。

春日 たしかに、ツイッターをやる時点でマズイよね。

平山 それも、過剰にやる人がいるでしょう。「今日は何を食べた」とか、お前のクソの元でしょう？「明日、お前の尻の穴からこれが出るのね」というものを見せられるなんて意味がわからないよ。

春日 高須さんは、遠からぬうちに死ぬと思っているから強いんじゃないのかな。

平山 まぁ、高須先生のことは置いておいて、金持ちは自慢やひけらかしより慈善事業でもやればいいんだよ。親に金がないから歯医者に行けずに虫歯だらけになる子や、給食費が払えないから給食が食えない子とかいるじゃない。戦後70年以上経っているのに、逆行しているのかと思うよ。

春日 高須（克弥）院長もすごいですけどね。

平山 子どもは「この親から生まれたい」と選択できないわけだから。
海外では金持ちセレブは積極的に慈善事業をするために、いろいろな財団を持っているよね。でも、日本の場合はそういうケースはほとんどないよね。むしろテレビに出てくると、「家にフェラーリが10台あります」とか言う。そんなことはおかしいよ。

春日 政治家はサイコパスが多いって言ったけどさ、●●●●は絶対にサイコパスだよね。あいつ、本当にムカつくんだよ。

平山 あれ、サイコパスなの？

春日 あの男、まったく優しさがないじゃない。思いやりとか。

平山 そんな顔をしているね、言われてみればたしかに。住所がアメリカだからとかで、日本に税金を払っていないなんて話もあるけど、でも、国の税金で給料をもらっていたんだから、泥棒じゃんか。

春日 彼は、搾取のシステムをいろいろと作ったよね。

平山 むしろ「俺は上手くやってやったぜ」くらいに思っているのかな。

春日 「ノーベル経済学賞を貰えないのはなぜだろう」くらいに思っているかもね。

平山 やっぱり、両親から授けられる、罪と罰の最初の〝ゼロポイント〟が相当ズレた結果、こういう奴が生まれたんだと思う。

中野さんの本には「サイコパスはほぼ遺伝」といったことが書いてあるけど、今回の話で掘り下げて気づきました。

みんなが〝因子〟を持っていて、それが発芽する状況の有無や、元々因子が強ければナチュラルに育っていったり、親との関係性がきっかけになったりする、と。

春日 それが〝因子〟なのか、〝欠落〟なのか、だね。

ただ、欠落だとしても、落ち方のパターンはあるだろうけど。

平山 統合失調症が社会生態系に出現するのには、意味があるんでしょう？

それがサイコパスにも当てはまらないかと考えたんだ。サイコパスは本来は、「危機的状況において、唯一生き残る手段を選択するような脳のありようが、通常生活で拡大している人たち」なんじゃないのかな。

たとえば、大震災に見舞われて、我が子と知らないおじさんが同時に助けを求めていたら、ふたりは助けられないから、「おじさん、ごめん」と見殺しにしたときは、「あれは仕方がなかったんだ」と思うけど、それと同じようなことを普段から常に振り回している人なんだよ。だから、奴らの判断では仕方なくないんですよね。

とするとサイコパスは、犯罪を犯せば病気といった見方になるだろうけど、そうではなく、いざというときに発動すると、存在意義が違ってくるんじゃないのかな。

ただ、普段から非常階段を出入りするような、鞘のない刀を振り回しているような人だから、やっぱり壊れてはいると思う。状況や社会を、適切に認知できていないというか。

春日　言い方を変えれば、究極状態の生き方を日々実践しているということだよね。

平山　そう。だから実際に世の中が究極状態になったときは、上手く立ち回り生き延びることができるかもしれない。いざとなれば、女房も子どもも関係ないわけだから。なんでもできちゃう。

春日　だからこそ、我々の可能性を体現しているという意味で、嫌な気分になるんだよね。

平山　「自分も一度は人を斬ってみたい」と思うけど、奴らが実際に斬っているのを見ると、「うっ……」と思う。究極の憧れなのかもしれない。

春日　そうそう。あと、サイコパス的な人たちは、時間感覚がおかしいんだよね。話を聞いていると、ときどき頭がクラクラする（笑）。「俺はこれがムカついたんだ」と盛んに生々しく言うものだから、せいぜいこの3日間ぐらいの話かと思うと、10年前の話だったりする。頭のなかでしょっちゅうリピートさせているんだろうね。

もうひとつは、時間の流れ具合もおかしい。彼らに生活歴やヒストリーを聞くと、話が飛んだり前後が逆転していたりする。流れで淡々と話していることでも、前後逆なうえに、間が5年ぐらい開いていたりする。だから、彼らの言うことは事実ではあるけど、こちらにはすごく滅茶苦茶に伝わってくる。それはたぶん、「部分、部分でしか生きられない」ことが大いに関連していると思う。

平山 なるほど。生活実態をトータルで記憶してしまうと、あの動き方はできないんでしょうね。あと、根拠が薄いこともあたかもエピソードとして入れてくる。それを、話の前後を入れ替えたり、長話を追加することによって、根拠の後押し的な話しぶりでね。

春日 自由自在に編集できるんだよね。

平山 それは脊髄反射に近いものですか？

春日 そうだと思う。

平山 コンピュータで言えば、相当ハイスペックなCPUを持っていますよね。

春日 そういう才能というか、時間軸というか、因果関係に縛られないのは、素晴らしく自由だよね。羨ましくはないけど。

サイコパス臭が漂う政治家たち

平山 自分は「一度も間違ったことをしてない」と言えるしね。だから、さっきのAVの話をサイコパスがしたとすると、「困っている若い女の子に仕事を紹介したら、その子が現場で突然〝やりたくない〟と言い出して、説得してもやってくれず、私は結局左遷させられたんです」と、可哀相な話になりますよね。

で、仕事内容は、「映画の撮影でした。大人の恋愛ものの」と。となると、「なんて可哀想な目に遭ったんだろう」と思いますよね。そういうことを言い換えてしまう能力が高いということですよ。

春日 でも、ときどきものすごくチープに見える。

平山 サイコパスの共通項として、持続している人間関係が少ない気がする。利益関係は別だけど、幼なじみとかはいなさそう。

春日 財産や地位に照らせば、幸せな人間なんだろうと思えるけど、本人が幸せを感じているかどうかは別だよね。

平山 そう。幸せを感じるのは〝情動〟でしょう。奴らは〝存在している〟だけだから。

春日 快・不快はあるよね。

平山 相手が頭を下げたときだけは、〝快〟のメーターが上がるんでしょうね。俺たちなら好きな女の子とお茶をしたり話すことでメーターが上がるけど、それはないだろうね。もしあるとすれば、「アンジェリーナ・ジョリーを落とせた」レベルかな（笑）

春日 彼らの快感や嬉しさの元は、意外とわかりやすいものだよね。誰に話しても感心してもらえるというレベルの。

平山 幼稚なんじゃないかな。「大きなダイヤを買ったよ。見て見て」という感じ。そんなに高くない骨董をひとりで眺めることはしないと思う。誰が見ても高価だと思える3000万円のものは買うけど、「この壺、渋いでしょう。500円で買ったんだ」ということはないですよね。

春日 うん。ないと思う。

平山 自分のなかで満足心を満たせないか、虚ろなんじゃないかな？　満たすのには年輪が必要だけど、奴らは〝今〟しかないからね。

昔、大昭和製紙の名誉会長の齊藤了英が、秘蔵していたゴッホの絵画『ひまわり』を、「俺が死んだら棺桶に一緒に入れて燃やせ」と言って、殺されそうになったという話があるんですよ。

コレクターというものの概念が、あの年齢でしっかりとわかっていなかった。コレクターは必ず、自分がこの世から去ったら次に渡していかなきゃいけないでしょう。永遠に持ち続けるコレクターなんていない。それがコレクターの使命なのに、それを「燃やせ」だなんてさ、ちょいとおかしいでしょ。そういう、「俺は社会の成功者だぜ」という奴の文言をよく聞いてみると、ちょいと臭ってきますよね。

春日 そうだね。たまたま勝ち組なだけなのに。

平山 特に政治家は、もっとも曖昧で不明瞭で、意味不明な職業だよね。明確なのは「票をもらうこと」だけで、それ以外は何もない。

春日 だいたい、自分の名前を書いた襷《たすき》をかけるというだけでも、大したものだと思うよ（笑）

平山 石原慎太郎の四男の石原延啓《のぶひろ》さんという恥かきっ子も、すごいよ。画家だそうで、都庁に飾るステンドグラスの原画を描いて、都に数千万円でソンタク買いしてもらったんじゃないかって。先生は石原さんはどう見ます？

春日 結構、〝近い〟と思うよ。

彼のエピソードで面白いのが、石原さんが座っている前で、三島由紀夫が彼を驚かせようと思い、真剣を振り下ろして頭上でピタリと止めようとしたんだよ。で、実際に刀を振りかぶったら、鴨居にガツッと当たって抜けなくなってしまったという。寸止めにするつもりだったのに。

そういった話を、ちょっとシニカルに書けるところはあながち〝サイコ・エリート〟じゃないことを裏書きしているように思えるけど。

平山 三島は相当ダメな人ですよね（笑）。そもそも、日本では刀を振り回すことができないのに。あと石原は、1973年に「国際ネッシー探検隊」を結成したことがあったよね。仕掛け人は国際暗黒プロデューサーこと康芳夫さん（＊1）。当時、都知事選に出馬していたんだけど、そんな男がイギリスのネス湖までネッシーを捕まえに行くのかと大バッシングを受けて。

ネス湖は、地元では神聖な場所で、そこに入るなら許可を得る必要があった。その間を取り持ってくれたのが、当時の大蔵大臣だった福田赳夫だったんだ。彼もネッシーが大好きで（笑）。で、石原がネッシー捕獲のために提案したのが、「1000万ボルトの電流をいっきにネス湖に流せば、効果があるだろう」というとんでもないこと（笑）。そんなことをしたら、1メートル以下の魚は死滅するらしいけど、それを海外の湖で「やらせろ」と（笑）。それで「日本人が来て、いきなりネス湖に電流を流すと言っているぞ！」と現地では大騒ぎに（笑）。そしたら、康さんのところに福田から電話があり、「くれぐれも俺の名前を出さないでくれ」と。康さんから聞いた、いい話ですよね。

春日 そうだね（笑）。それは笑い話だけど、石原さんは挫折知らずというところがあるから、そこからくる傲慢さが、年をとってグチャグチャになってきたのかもしれないね。

平山 サイコパスというほどではないけど、狂信的なエリート思想者だと思う。石原本人が、「俺は選ばれしエリート」だと思っているからね。周りにいる記者のことを、「エリートになれなかった奴ら」くらいにしか思っていなさそう。選民思想ですよね。ただ、彼は時流に合っていないから、今はもう無理だよ。

でもさ、最近政治家の愛人問題や不倫が騒がしいけどさ、そういったものに対するモラルは、昔のほうが厳しかったよね。

春日 そうだね。法律的にも。

平山 だけど、昔はスキャンダルとしては今のようには出てこなかったですよね。それは、「ちゃんと政治をやっていればよし」という空気があったからだろうね。伊藤博文の奥さんも芸者だったし、当時は不倫とか愛人もさ、「芸の肥やし」「男の甲斐性」だったけど、今それをやっている奴らは、みみっちいんだよ。やった奴が、「申し訳ない。やってしまったものはしょうがない。女房が『財産を全部くれ』と言うなら全部やる。仕方がない」と言えばいいのに。「先っぽしか挿れていない」だの「オフホワイト」などと言うでしょう。やっている奴の受け答えがダサいんですよ。開き直れとは言っていないけど、あくまでもプライベートなことなんだから、「申し訳ない」と言えばいいと思うけど、ただ、今の魔女狩りのような雰囲気は嫌だよね。しょうがないことなんだから。

政治家の不倫なら、税金で食っているんだから議員を辞めてから不倫をすればいいと思うよ。政治家は、まともな奴はひとりもいないんだから。まともな政治家がいると思うからおかしくなるんだよ。なる奴は、みんなビチガイなの。だから、権力を集中させたらダメなの。ビチガイ同士で喰い合うような勢力図にしておかないとね。一強は、ビチガイにマシンガンを渡すようなものだから。

サイコパスは先天性、後天性はソシオパス

春日 話をサイコパスに戻すけど、サイコパスが先天性なら、後天性はソシオパスだといわれているね。ただ、区別がつくかというと、難しい。

平山 明確な線引きはあるんですか？

春日 サイコパス自体が医学用語ではないからね。

平山 じゃあサイコパスの治療方法もないのかしら？

春日 治療の対象にはならないね。

平山 あれ病気では、ない。

春日 〝病気〟というものをどう見るかにもよるけど、狭義の〝病気〟ではない。狭義の〝病気〟は、「あの薬を飲ませれば治る」「寝かせれば良くなる」「カウンセリングをやればどうにかなる」などで、そういうことがサイコパスには成立しない。そういう意味では、医療の文脈には乗らない。

だから法律的にも、サイコパスだからといって、心神喪失や心神耗弱は適用されないわけ。健常者扱いです。

平山 よくネットには「サイコパステスト」なんかがあるじゃないですか。あれに似たような専門的なテストはあるんですか？　サイコパスか否かを測るような。

春日 いろいろあるけどね、そんなものをいちいちやる医者はいません。趣味でやる奴はいるかもしれないけど意味ないじゃん、「こいつ、サイコパスだな」とわかったところで。

平山 そうか、治療もできないしね。じゃあ、犯罪者がサイコパス認定されても、減刑対象にはならない？

春日 パーソナリティ障害は、減刑対象にならない。

平山 世間は病気だと思っていますよね。

春日 病気じゃないとしたら、なんだろう？　精神気質ということ？

平山 "人間のひとつのあり方"なんだろうね。見方によっては、理想的なあり方かもしれない。

春日 それ、すごく面白い。

平山 サイコパスになれたほうが幸せだと思う奴も、いるかもしれないよね。

春日 サイコパスのように、「夾雑物《きょうざつぶつ》に惑わされず、一心不乱に目的遂行ができたら」というのは、夢のあり方のひとつではありますよね。

春日 ある種の、究極の適応形だろうね。そうなるともう、それこそ〝昆虫〟だよ。

平山 「行動の選択肢として、そちらを取り続ける」という動き方が、もはや昆虫。情動なんてありゃしない。親しみやすさもないですよね。親しみやすそうに見えることはあるけど。

春日 彼らは何を怖がるんだろう。

平山 そのあたりがまったく欠落しているますね。「死？　なにそれ。死ぬのは1回だけだからまあいいんじゃない」と。アニメで言うと『ドラゴンボール』のフリーザが近いかな？

春日 そういう〝種族〟だね。種族という切り口で考えると、サイコパス種族だけ隔離して餌を与えなかったら、確実に共食いするよね。

平山 するする。あと、とんでもない見たこともない建物が建っていそう（笑）

春日 言語形態まで違ってきそう。団結したら怖いだろうねえ（笑）

平山 絶対に仲良くならないと思うな。そういうポンコツなところもあるんですよね。

春日 団結したら絶対に天下を獲っているだろうにねえ。

平山 団結できないようになっているんですよ。だって相手に興味がないし、支配しようとすれば相手もしてくるから、殺し合いになる予感しかしない。

でも、自然の摂理のなかで必要悪なんだろうね。サイコパスがまったくいないと、種の均一化が始まってしまうでしょう。バナナがチキータバナナばかりじゃダメなのと同じで（笑）。

春日　モンキーバナナもないとね（笑）。

なぜ、人は狂うのか――

平山　そもそも「人が狂う」とはなんだろう？　先生にうまく言語化してもらいたいです。

春日　精神科医的には、「社会に適応できるかどうか」だけだね。妄想を持っていようが幻聴が聞こえようが、トラブルを起こさずに生活できていければ、全然ＯＫ、という意味。それだけだね。

平山　適応できない瞬間が、狂いの始まり？

春日　うん。適応できないことにもいろいろな理由があ

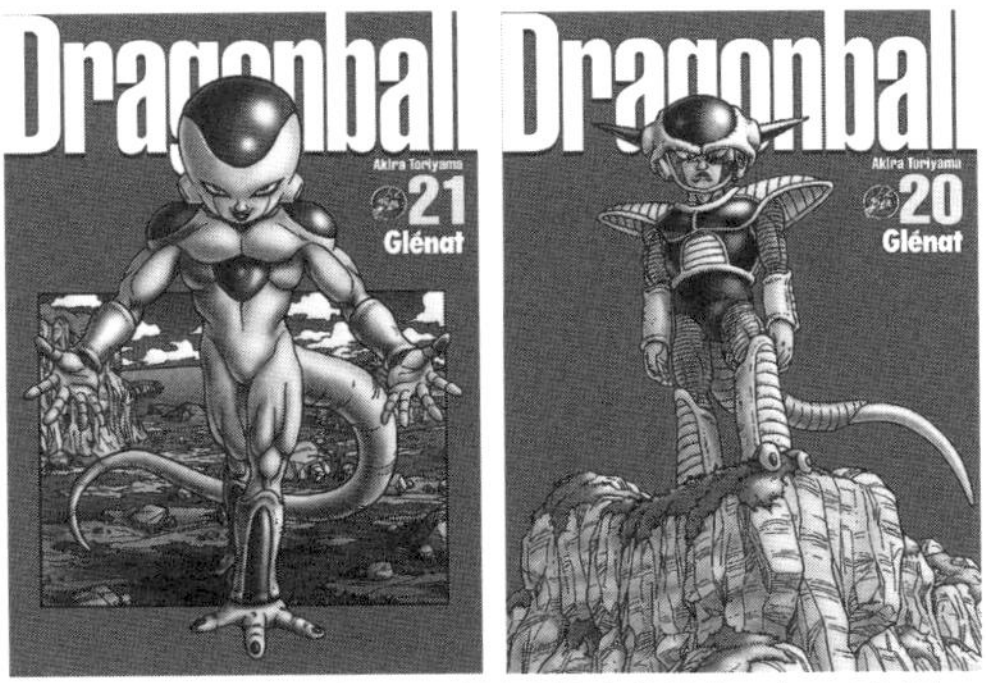

「宇宙の帝王」として数々の惑星や住人を暴力によって支配するフリーザ。残忍で冷酷な性格はサイコパスを想起させる（写真＝フランス版『ドラゴンボール完全版』20巻・21巻）

るかと思うけど、そのなかの理由のひとつにある「心を病む」というのが、「狂う」なんじゃないかな。

平山 周りの人と上手くいられる状態であれば、狂っているわけではないんですね。たとえば、「俺が念を入れれば、こいつは2秒で死ぬ」と思っていても、仲良く暮らしていれば狂っていない、と（笑）

ガンならすぐわかるけど、精神に関わることはそういうわけにもいかないですよね。ふたり並べて、「この人よりこの人のほうが重篤」というのはすぐにわかりそうだけど、比較対象がないと、周りと比べて何が問題になっているのがわからないですよね。

春日 あと、社会自体が狂った方向にいったら、その社会に適応するために、社会で生活する人々も狂って、狂った人間が量産されるのかな？

平山 うん。おっしゃるとおりで、多数決につけるかどうか、なんだよね。

春日 「すごく優しくて誠実で、非の打ちどころのない人格者だけど、決して乗り物に乗らない」という人がいたら、それは狂っているのかどうか非常に難しい問題になりますね。

平山 あとは、優先順位ですよね。人間は、優先順位をひとつ入れ替えるだけで、相当変になるよ。

春日 ありますね、それ。たとえば、サイコパスについての原稿を書いている横で、子どもが頚動脈を切って血吹いているのに、それでも原稿を書いていたら、「えっ……」と思う。子どもが風呂で溺れかけているのに、「もう少し待ってて。もうすぐ洗い終わるから」と言うのとかもおかしいですよね。

でも、優先順位がおかしくなる原因は、ストレス過多からくることもありそう。「この原稿、今日締め切りなんだけど、先にほかの原稿をやっちゃおう」とか（笑）ビルが倒壊して、40階の屋上から隣のビルに飛び移ろうとしたら、道路に靴が落下してしまって。「スニーカーがないと飛び移れないよ。ちょっと下に取りに行ってくる！」とか（笑）

春日 どこかゆるいところがないのはおかしい。妄想を持っている奴もだいたい、論理は言うんだよ。あまりにも隙のない論理を、さ。「気が狂う」のと、「支離滅裂」は別物だからね。

理屈は合っているけど、世の中的には間違っているところがあるわけ。そのうえやたらと固執する。

イギリスの作家で評論家のG・K・チェスタトン（＊2）が、こう言っていたの。「つまり、彼の精神は、完全な、しかし偏狭な円を描いているのだ、と。小さな円も、大きな円とまったく同様に無限にはちがいない。だが、まったく同様に無限ではあるとしても、まったく同様に大きいわけではないのである。狂人の説明も同じことだ。常人の説明に劣らず完全だが、負けず劣らず大きくはない。砲丸も地球も丸いことでは甲乙ないが、だからといって砲丸は砲丸で地球とはちがう。偏狭な普遍性というものもある。窮屈な永遠というものもありうるのだ」(『正統とは何か』安西徹雄訳・春秋社・1973年)と。過剰に論理的だよね、狂人は。そういう狭隘な論理にハマる奴は、どこかいい加減なところが欠けているわけ。その〝いい加減なもの〟というのが、社会のスピードみたいなものだからさ。

平山 じゃあ無人島にひとりで住んでいるおじさんは狂っているのか否かというと。

春日 食い物が手に入っていれば、別にいいよね。手に入らない状況になると、「おかしい」ということになる。

平山 砂を食い始めたらおかしい、と。

春日 そうそう。

平山 「砂さえ食えば俺は無限なんだよね。海水さえ飲めれば、無限の水が飲めるし」と思って試し始めると、おかしいですよね。

春日 あと、食うことよりもお祈りを優先しだすとか。

平山 「なんとかして人が来たがるような場所にしなくちゃいけないのでは」と考えて、ものすごくもてなしを始めるとかね。女性の裸のオブジェを飾りだして。人が来たらびっくりするよ。でもそれ、町の喫茶店でもよく見る光景ですね。

喫茶店って、変な小宇宙感ありますよね。スナックもあるけど、スナックより喫茶店のほうがシラフで狂っている雰囲気がある。

春日 喫茶店は生業を営むにはいちばんやりやすいしね。

平山 置いてある漫画が指針になりますよね。『ゴルゴ13』があるかないかが、まず第一関門。『クッキングパパ』や『人間交差点』『頭文字D』もセーフ。だけど、『上手なスピーチ集』『冠婚葬祭マナーブック』みたいな本が置いてあると、「この店、なんなんだ」と思ってしまう。

サイコパスの正しい見分け方

平山 あと、狂っている人は、やっぱり味覚もおかしい気がしますよね。

春日 そうだね。

平山 糖尿病になった人は味付けが甘くなるというしね。

俺が唯一美味しいと思って行っていたおでん屋が、最近になって突然甘くなったの。そしたら、「糖尿で味覚がおかしくなった」と。でも、もしかしたらガンかもしれない。抗癌剤を飲んでいると味覚がおかしくなるとも言いますよね。

春日 ちなみに、抗精神病薬は味覚におおむね影響はないけど、しばしば太るんだよね。代謝系が変わって脂肪がつきやすくなるから。

平山 鬱病の薬を飲んでご飯をたくさん食べると、大きくなる、と聞いたことがありますよ。

春日 食欲が増すし、あまり動かなくなるからね。特に最近の抗精神病薬はすごく太るのがあるから、患者も知識があるものだから、「それは太るからやめてください」と言ってくる。俺も「それでも飲め」とは言いたくないからほかの薬にするんだけど、そうするとあまり効かなかったりする。

だって、病気は良くなったけどブクブク太った、なんていうことになるのは残酷でしょう。それでも平気で飲ませる医者はいる。サイコパスに近いと思うよ。

平山 そういう精神科医は多いんですか？

春日 結構いるね。ま、考え方が違うんだろうけど。

平山 たとえば、自分の娘を2年前にひき逃げされた精神科医が、患者の話を聞いていたら、「どうもこいつが犯人なのでは」と思ったとき、薬で症状を重くすることはできるんですか？

春日 やろうと思えばできるだろうね。

平山 レクター博士のように、喋るだけで舌を噛み切らせる、なんてことはできないでしょう？ その場面は、レクター博士の凄さを伝えるエピソードですよね。

春日 貴志祐介の『黒い家』の登場人物のサイコパスは、嗅覚がないね。実際にそういうことがあるのかはわからないけど、少なくともリアリティがある。嗅覚は脳に近いから。

平山 となると、いろいろと人生の楽しみ方を知らないんですね。嗅覚がないと、味覚が半分以上ダウンするでしょう。何を食っても砂を食っているようになる。

春日 セックスもつまらない。射精できればいい、と。

平山 あと、サイコパスの見分け方はありますか？

春日 微妙な違和感くらいしかなさそう。サイコパスにしてやられているときって、疑いを持っている自分を自分で説き伏せていると思う。「こんなことまでしてくれるんだから、いい人のはずだ」と。説き伏せている時点で、絶対におかしいんだけどね。

平山 術中にハマっている証拠ですよね。居心地の良さがあるのかな？

春日 その場の雰囲気を壊したくないっていうか。ここで断ったほうが安全なのに、「それじゃ、この人、きっと怒るだろうな」と思って、とりあえず相手がニッコリしてくれるほうを選択してしまう。

平山 人間は普通、喋っている間は喋り方や仕草、言葉の選び方などで、お互いに読み取ってるわけでしょう。そういうものに頼るとサイコパスの術中にハマる気がするから、相手が喋るのをふふんと聞いていて、「よく喋るな」「本当かな」「ずいぶん虚ろだな」とか、できるだけ徹底的に判断して猶予を持つのが、最初の防衛だと思う。慌てて結論を出す必要はないですからね、

春日 そうだね。自分で自分を説き伏せないで、クエスチョンはクエスチョンとして残しておく。

平山 「なんか気持ち悪いんだよね」とか言ってもいいと思う。奴らはどうせ傷つかないから。そうすると、奴が騙そう、利用しようと思っている場合、きっともう近寄って来なくなるはずですよ。

春日 まあ、「気持ち悪い」とまで言わなくても、「よくわかりません」くらいで大丈夫でしょう。

平山 「人のことをそんな目で見るなんてひどい！　人類みな兄弟よ！」という、人間の善意しか見ていない人には、「善意しか見ていないなら、自分のことも完璧な善人だと思っているの？」と。「じゃああなたは完璧なの？　嘘をついたことも、騙したこともないの？」

と聞いてみればいい。

春日 お目出度い性善説信者には、今こそ試練を体験してもらうということで放っておくけどね。

平山 たしかに。実害がなければね。もしくは、マザーテレサになりたい人かもしれないしね。それなら邪魔しませんよ。どうぞ、サイコパスに近寄ってくださいな。

【注】

＊1＝「伝説のプロデューサー」として、1972年の日本武道館での「モハメド・アリ対マック・フォスター」、翌年のトム・ジョーンズの来日公演を実現させその名を知られるようになる。また1973年、石原慎太郎を隊長とする「国際ネッシー探検隊」や1976年のオリバー君招聘、「アントニオ猪木対モハメド・アリ」の異種格闘技戦のコーディネートなども康氏の仕事として知られている。

＊2＝ギルバート・ケイス・チェスタートン。イギリスの作家、批評家、詩人、随筆家。推理作家としても有名で、ブラウン神父が遭遇した事件を解明する「ブラウン神父シリーズ」は古典名作として知られている。

おわりに——種族としてのサイコパス

ありがたいことに春日先生との対談本も『狂いの構造』『無力感は狂いの始まり』を経て、これで三冊目になる。元々は、どうにもこうにも致命的な自分の遅筆に懊悩していた相談書のような形で始まったのだが、ありがたいことに読者の皆様にも『ああ、こんな珍なことで悩んでいる珍獣がいるのだな』という興味を持って戴いたようで、今回もまた春日先生とお話しすることができた。

で、当然のことながらテーマを決めましょうという段になり、いまはなぜだかサイコパスがブームなのだというところからタイトルもそのようになったが、基本は春日先生という精神臨床の大家が頭の捻子《ネジ》の緩んだ男を相手に雑談するというスタイルは変わっていない。理由は先生はともかく、私なんぞがサイコパスに対してなんらかを断ずることはできないのであるからこれは至極当然で正直な意見である。が、反面、ドラマや創作内のサイコパスに、我々シロウトが無闇に惹かれることは事実である。近年でいえば『羊たちの沈黙』のハンニバル・レクター博士がそうであろうし、時折、人に対する扱いや物言いが随分と乱暴で酷であるのに案外、良い結果を出す起業家や政治家を見ると、そこに『サイコパス臭』を嗅ぎ取ろうとする気持ちが、つい動き、さらには自分たちには理解しがたい形で華々しい成果を出す人たちを『サイコパス』というゴミ箱に投げ込んでしまうことで自己嫌悪を回避したくなる。こういったシロウト目からのサイコパス雑感というものもあって良いのではないかとも思う。

つまり本書は『サイコパス』という氷の中に埋まっているような塊を外側からプロはプロの意見として、シロウトはシロウトのなまくらな道具で掘り起こそうとしたものでもある。我々はサイコパスのなかに超人を感じる場合があるのではないか？　そしてその超人への歪んだ憧憬の形として彼らをおっかなびっくり解剖して、『ああ、やっぱりこれはダメだな』などと安心したいのではなかろうか？　そこには昨今のマスコミの風潮にも見え隠れする持ち上げてから、今度は落とすようなマッチポンプ的な心性も働いているような気がする。

偉人と云われる人が実は自分では絶対にしない奇行や奇癖に苦しんでいたと聞くと我々は安堵する。なぜなら自分にはできないような努力や到底、掴むことのできない才能を持っている人は、そのプラス部分が大きければ大きいほど、逆に不幸であったり悲劇に見舞われたりしなければプラスだけになってしまう。それは到底、我々凡人には受け容れがたい事実なのである――そこにぴったりなレッテルが『サイコパス』という単語なのではないかと私自身は密かに思ったりもしている。

先生との対談は貸し会議室を主に、最後は先生のご自宅でも行なった。そこは一歩足を踏み入れた途端、外界とは隔絶された『胎内』のようで、時間の感覚が失われる不思議でステキな空間だった。我々は過去のサイコパスを臭わせる事件から始め、やがて日常、目にする言動からもそのような残滓が窺えるのかを、時には自分の体験談を踏まえて語り合った。

またサイコパスとは何なのかを考えていくうちに統合失調症というのは実は人類に隠された生き残りのための必然的セーフティネットなのではないかという興味深い話にもなった。と、そうこうしているうちに原稿が仕上がり、入稿という段になって『座間』の事件が露見した。当然、これについても触れざるを得ないのだが、あまりにも時間がなかったことに加え、異様なほどに情報が少ないので仮定や推論という形でしか考えることができなかった。過去の連続殺人事件と比較しても今回は謎が多い。たった2、3ヶ月足らずで9人もの人間を殺害、解体処理をひとりで行なったという例は聞いたことがないし、ましてその現場は犯人の供述どおりであるとすれば都会に等しい場所である。人の往来も住民の数も地方の閑居とは比較にならない。

9人を単純に平均体重50キロとして、そのうちの1割強が骨と血液の自重《じじゅう》だとしても肉の総量は400キロ。ペットボトル200本、約33ダース分ある。ほぼ毎週毎週、引きづり込んでは殺し、解体し、ゴミに出す。または排水管から流す。実際、このようなことがたったひとりで可能だとも思えないし、近隣に気づかれずに済むとも思えない。これらを始めとして実に不可解な謎の多い事件である。

最後に本作のなかで平山が話している部分には春日先生の近著『私家版　精神医学事典』（河出書房刊）からの引用が多分に含まれている。同著は私家版と銘打ってあるように先生の集大成といった趣すらある名著である。是非、お手にとってもらいたい。

また毎度、双六のスタートとゴールを行ったり来たりする、まとまりのない自分の意見を丁寧にまとめてくれた有山千春さんにも感謝する。彼女なくして本作の完成はなかったと思う。また前年の『華麗なる微狂いの世界』『ゴミビデオ大全』に引き続き出版のチャンスを作ってくれた小塩隆之氏にも感謝する。

本作が、世の中がどんどん加速し、息苦しさや焦燥感に駆られている人々の、一服の清涼剤となれれば、これほど嬉しいことはないと思っている。

平山夢明

春日武彦

……かすが・たけひこ……

1951年京都府出身。日本医科大学卒。産婦人科医として6年間勤務した後、障害児を産んだ母親のフォローを契機として精神科医に。都立松沢病院精神科部長、都立墨東病院神経科部長などを経て、現在も臨床に携わる。甲殻類恐怖症。SNSとゴルフとカラオケが大嫌い。私小説作家の藤枝静男とイギー・ポップとT字路sのファン。近著に『鬱屈精神科医、御祓いを試みる』(太田出版)、『私家版・精神医学事典』(河出書房新社)。

平山夢明

……ひらやま・ゆめあき……

1961年神奈川県出身。「デルモンテ平山」名義で、数々の映画・ビデオ批評を執筆。1993年『新「超」怖い話』で本格的な執筆活動を開始。1996年『SINKER 沈むもの』で小説家デビュー。2006年、短編「独白するユニバーサル横メルカトル」で日本推理作家協会賞短編賞、2010年『DINER』で日本冒険小説協会大賞、大藪春彦賞を受賞。近著に『或るろくでなしの死』『暗くて静かでロックな娘(チャンネー)』『デブを捨てに』『ヤギより上、猿より下』『大江戸怪談 どたんばたん(土壇場譚)』『華麗なる微狂いの世界』などがある。

サイコパス解剖学

2017年12月20日初版発行
2018年 2月 7日第2刷発行

著者――春日武彦・平山夢明 ©2017
発行者―― 江澤隆志
発行所―― 株式会社洋泉社
〒101-0062 東京都千代田区神田駿河台2-2
TEL.03-5259-0251
郵便振替 00190-2-142410（株）洋泉社

印刷・製本所――サンケイ総合印刷株式会社
装幀・本文デザイン――長久雅行

乱丁・落丁本はご面倒ながら
小社営業部宛にご送付下さい。
送料小社負担にてお取替致します。

ISBN978-4-8003-1362-1
Printed in Japan
洋泉社ホームページアドレス http://www.yosensha.co.jp/